老けない、ボケない、病気にならない

糖質を〝毒〟にしない食べ方

大柳珠美［著］
砂山聡［監修］

青春新書
INTELLIGENCE

はじめに

「これから」の人生を楽しむための、新しい「糖質制限」

世の中にはさまざまな健康情報があふれています。とくに、60歳に近づきつつある方、すでに60歳を過ぎている方にとっては、これから先も元気で過ごすために、今まで以上に健康に高い関心を寄せていることでしょう。

そんな皆さんにぜひおすすめしたいのが「糖質制限」です。

糖質は、ご飯やパン、うどんやパスタといった主食や、お菓子や清涼飲料水などの嗜好品に多く含まれている、体のエネルギーとなる栄養素のひとつです。しかし、体のなかで余ってしまった糖質は、さまざまな問題を引き起こしてしまうのです。

よく知られているのは肥満の原因になることです。また、糖質を摂ると血糖値が上がりますが、近年、糖尿病でない人にも起こる「食後高血糖」が、動脈硬化やがん、認知症といったさまざまな病気のリスクを上げることがわかってきました。

では、病気にならないためには、単に糖質を減らせばいいのかというとそうではなく、減らした糖質の代わりに何をどう食べるかということがポイントになってきます。

そこで必要なのが、正しい栄養学の知識です。

現代の60歳は、昭和の60歳とは外見も意識もまったく異なります。若い頃に好景気を経験し、豊かな時代を過ごした皆さんは、健康への意識——生きることへの意欲——が高いように見受けられます。心身の健康状態も「高齢者」とは程遠いところにあり、制度的にも高齢者と呼ばれるまで猶予がある年齢（前期高齢者は65歳以上75歳未満、後期高齢者は75歳以上）。本書では一般論として「高齢者は」との説明が出てきますが、「高齢者」という言葉にご自身を重ねる方は、まだまだ少ないのではないでしょうか。

意欲も心身状態も万全である皆さんに、残念ながらひとつだけ欠けているのが、最新の栄養学の知識。例えば、次のような勘違いをしている人が多いのです。

・太っていないから糖質制限は必要ない
→血糖値の上昇を抑え、生活習慣病や老化を防ぐことができるので、肥満の有無に関係なく60歳からは必要（第1章〜第2章）。

・コレステロールが気になるので肉は食べない
↓コレステロールによる動脈硬化リスクを跳ね上げるのは糖質。消費できなかった糖質が内臓脂肪となり、内臓脂肪の増加が超悪玉コレステロール（small dense LDL：酸化や糖化の影響を受けやすい小型の悪玉コレステロール）を増やす（24ページ）。

・野菜ジュースや果物ジュースで栄養補給する
↓糖質が多いので血糖値が上昇し、体の糖化が進んで老ける（153ページ）。

私は日本の糖質制限黎明期《れいめいき》である2006年から、勤務するクリニックで糖質制限をベースにした栄養指導をおこなってきました。その頃と現在では「糖質制限」の認知度は段違いですが、「糖質制限＝ダイエット」というイメージが先行し、病気や老化予防に奏効することまでは認識されていないようです。

ぜひ、本書で最新の栄養学の知識を得ていただき、これから先の人生をもっと充実させるためのヒントにしていただければと願っています。

目次

『糖質を〝毒〟にしない食べ方』

第1章

60歳からは糖質制限で「健康寿命」を延ばす！

第2章

余った「糖質」が体のなかで〝毒〟になる

第3章

60歳から必要なのは、糖質よりも「タンパク質」

第4章

60歳からは「いい油」を味方につける

第5章

腸を元気にする「食物繊維」で長生き体質に変わる

第6章

【実践編】60歳からの病気にならない糖質制限

本文デザイン　ベラビスタスタジオ
編集協力　名冨さおり

第1章

60歳からは糖質制限で「健康寿命」を延ばす！

長生きしたければ「糖質を減らす」のが近道

誕生してから干支《えと》が一回りする60歳になると、赤いちゃんちゃんこを着て「還暦」のお祝いをします。赤いちゃんちゃんこは「赤ちゃんに戻る」を意味するそうで、60歳は人生の「リスタート（再スタート）」と捉えられていたのでしょう。それは現代の60歳にも通じるところです。仕事や子育ても落ち着き、自分自身の時間が増える歳。新たな暮らしが始まる、まさに「リスタート」の歳といえます。

新たな暮らしに向けて、なによりも大事なのが「健康」です。

60歳からの健康維持のために、意識的に「糖質制限」に取り組みましょう。糖質制限には特別な道具や高価な食材は不要、細かな計算も、手の込んだ調理もいりません。

必要なのは最新の栄養学の知識だけ。それを本書でしっかりお伝えします。

「良薬口に苦し」という諺《ことわざ》があるように、体によいことには少なからず我慢が伴うと身構えてしまうかもしれませんが、60歳から始まる体の変化、環境の変化に糖質制限は見事にフィットします。食事を「選ぶ・つくる・食べる」を今までよりもシンプルにしながら体を健康へと導くことができるのです。

60歳からはいろいろな病気が増えていく

人体が最も活力に満ちているのは20代。そこをピークに体の機能は少しずつ低下していくので、60歳になると「衰え」を感じることも多くなるでしょう。

例えば、各臓器を働かせるために必要なホルモンも加齢とともに分泌量が減少するので、心身にさまざまな不調があらわれます。よく知られているのが更年期障害です。「更年期障害は閉経前後の女性の問題」と思われていた時代もありましたが、男性も悩まされることがあると認知されるようになってきました（男性更年期障害：ＬＯＨ症候群）。ホルモン分泌量は年齢が上がるにつれて性別にかかわらず低下するのですから、のぼせ、発汗、動悸《どうき》、イライラなどの更年期障害の症状に見舞われるリスクは男性も抱えているわけです。

さらに、生活習慣病が顕在化するのも60歳から。『令和元年　国民健康・栄養調査』（厚生労働省）では生活習慣病の年代別の状況が示されています。20、40、60代の状況を抜粋してご紹介しましょう。

■ 年齢別の基礎代謝量

年齢	基礎代謝量基準値（男性・体重 70kg の場合）
18 ～ 29 歳	1660kcal
50 ～ 64 歳	1530kcal
65 ～ 74 歳	1510kcal

（厚生労働省「日本人の食事摂取基準（2025 年版）」より）

基礎代謝とは覚醒時に必要な最小限のエネルギー。筋肉量、ホルモン分泌量の低下によって年齢とともに基礎代謝も落ちる。

○高血圧症有病者

20～29歳…4・6％
40～49歳…21・1％
60～69歳…56・8％

○糖尿病の指摘を受けた者

20～29歳…2％
40～49歳…6・7％
60～69歳…22・5％

○脂質異常症が疑われる者

20～29歳…1％
40～49歳…7・1％
60～69歳…26・5％

年齢とともに病気のリスクは上昇しますが、とくに「60歳」はひとつのターニングポイントであると考えていいでしょう。アメリカのスタンフォード大学とシンガポールの南洋理工大学がカリフォルニアに住む25～75歳の108人の男女を数年間にわたって調査した結果、44歳と60歳で老化が急激に進むことがわかったそうです。それぞれの年齢でカフェインやアルコールの代謝能力、筋力などがはっきり低下し、とくに60歳以降は心疾患、糖尿病、腎臓病になりやすいと指摘しています。

「糖質でお腹いっぱい」では、ほかのものが入らない!?

さて、ここまで60歳の老化、それに伴う健康リスクについて述べましたが、「老化」と「加齢」はイコールではありません。

加齢は年齢を重ねること、老化は身体機能が低下していくことを意味します。同じ60歳でも溌剌《はつらつ》と若々しい方もいれば、元気がない（病気がちな）方がいるように、同じ年数を生きても（加齢）、同じように老化が進むわけではないのです。

老化の進み具合を左右するのは持って生まれた体質もありますが、やはり「食」との向き合い方にあります。老化は自然の摂理とはいえ、正しい栄養の知識を持ち実践することで、そのスピードを遅らせることは十分に可能なのです。

なかでも気をつけたいのが「糖質」との付き合い方。糖質とは炭水化物から食物繊維を除いたもので、ご飯、パン、パスタといった主食、根菜類、果物、調味料などに含まれています。甘いケーキやチョコレートなどの菓子類以外にも糖質が含まれているのです。

食事を軽めにするために選ばれがちな「うどん」ですが、60歳ともなると一玉を食べきれない方も多くなります。タンパク質や食物繊維を摂ることを意識していないと、うどん（糖質）だけで満腹になって「ごちそうさま」と食事を終えてしまうことでしょう。

手っ取り早く満腹になるからと糖質が中心の食事を続けると、お腹いっぱい食べているのに必要な栄養は補充されていないという矛盾が生じてしまい、その矛盾はさまざまな不調や病気の原因となります。

反対に糖質を制限すると、生活習慣病、サルコペニア（加齢による筋肉減少、筋力低下）、認知症などを予防するほか、アンチエイジングも期待できます（23ページ〜参照）。

60歳からの「食」は空腹を満たすための「量重視」から、体に不要なものをカットし、必要なものを優先順位をつけて摂っていく「質重視」に舵を切るとき。

ちょっと食べすぎると胃もたれするようになり、若い頃のようにアレもコレもと食べられなくなりますが、これを逆手に取れるのが「60歳からの糖質制限」のメリットです。糖質を食べずともタンパク質や食物繊維でしっかり満腹になれるからです。

これまでの食生活を変えられるラストチャンス

60歳になるとご自身の生活環境は大きく変わります。定年、子どもたちの独立、なんらかの別れを経て一人暮らしになるなど、生活がコンパクトになるタイミングです。必然的に調理の負担がだいぶ軽減されるうえ、スーパーや宅配サービスなどを活用すれば、負担をさらに軽くできます。

仕事や家庭といった自分自身にまつわる変化、中食・外食の発達といった社会環境の変化。どちらも60歳からの「健康的な食＝糖質制限」にプラスに作用してくれます。このタイミングで糖質制限に取り組めるのは幸運なことだと思うのです。

第6章では実践編として具体的な食べ方を紹介しますが、夫婦であっても同じものを食べる必要はありません。体格や代謝能力、必要な栄養素・足りない栄養素など差があるはずですから、無理に合わせず自分に必要な栄養をそれぞれが摂る「個食」スタイルに切り替えてもいいでしょう。

人生100年時代といわれる現在、60歳はまだまだ「若手」です。実際、自由な時間を得て、「さあ、これからどうしようか」とやる気がみなぎっている方も多いでしょう。それが70歳になると老老介護に突入し、自分の食事に注意を払う余裕が削《そ》がれているかもしれません。80歳では新しい習慣を身につけることに積極的になれない可能性があります。そして90歳ともなると介護される側になっているかも……。

何かを始めるのに十分な気力と体力が備わっている60歳は、糖質制限にトライする最適な年齢であると同時に、ラストチャンスでもあるのです。

【まとめ】60歳からの糖質制限が成功する理由はコチラ

□食が細くなるから、糖質がなくても満腹になれる。
□子どもたちが独立し、60歳向けの食事（糖質制限）を導入しやすい。
□気力、体力が十分な60歳は新しいことを始めるチャンス！
□60歳からは「個食」のグルメが健康維持のコツ。

やせるだけじゃない！　健康寿命を延ばす「糖質制限」

日本の平均寿命は男性81・09歳、女性87・14歳（2023年）。健康寿命（自立した生活を送れる期間）との差が男性は約9年、女性は約12年もあることから、元気な晩年を過ごした方ばかりとは言い難いでしょう。

ピンピンと元気に暮らし、長患いすることなくコロリと逝《い》く。「ピンピンコロリが理想の旅立ち」と口にする人が多いのは、その裏に「果たして実現できるだろうか」との不安が隠れているからではないでしょうか。ピンピンコロリを実現したいなら、ぜひ糖質制限を。生活習慣病、寝たきり、認知症など、いずれも糖質制限で予防・改善ができます。

メリット①内臓脂肪を減らして生活習慣病を防ぐ

食事などから摂取した糖はエネルギーとして消費され、余った分は「中性脂肪」として体のなかに蓄えられます。皮膚の下で蓄えたら「皮下脂肪」、内臓のまわりであれば「内臓脂肪」と呼ばれ、皮下脂肪と内臓脂肪を合わせて「体脂肪」といいます。

「脂ものを食べると脂肪になる」と誤解されがちなところですが、余った糖質が中性脂肪になるのです。中性脂肪を増やす大きな原因は脂質ではなく、糖質の摂りすぎということになります。

ちなみに皮下脂肪は二の腕、腰回り、ももの裏などにつきやすい「手でつまめる脂肪」。とくに悪さはしません（見た目はさておき）。健康面に影響を与えるのは内臓脂肪。内臓脂肪が増えすぎた「内臓脂肪型肥満」が厄介なのです。

内臓脂肪が増加すると血液中で中性脂肪が増え、超悪玉コレステロールも増加、反対にＨＤＬ（善玉）コレステロールは減少してしまいます。これらのバランスが崩れた状態を「脂質異常症」といい、動脈硬化や高血圧を引き起こし、心臓病、脳卒中（脳梗塞、脳出血、くも膜下出血）につながる危険があります。

また、内臓脂肪が多いと血糖値を下げるインスリンの効きも低下するため、大量のインスリンが必要となり、インスリンを分泌する膵臓《すいぞう》が疲弊しきってしまいます。ついに膵臓が力尽きると糖尿病を発症してしまうのです。

女性は皮下脂肪、男性は内臓脂肪がつきやすい傾向がありますが、これは肥満の抑制や脂質異常を防ぐ働きがある女性ホルモンのエストロゲンのおかげ。エストロゲンというストッパーが外れる閉経後の女性は内臓脂肪型肥満の対策が必須です。

60歳からは男女ともに「内臓脂肪をつけない・落とす食生活＝糖質制限」にシフトするタイミングといえます。糖質を制限すると、糖質の代わりに蓄積された内臓脂肪がエネルギーとして消費され、生活習慣病のリスクをグッと減らせます。

さて、肥満は体重で判断すると思っていませんか？　肥満か否かは体重よりも体脂肪で判断してください。体重を用いて肥満の程度を判定するＢＭＩ（体重÷身長の２乗）では、「筋肉」と「体脂肪」の見分けがつきません。筋肉は脂肪よりも重いため、筋肉ムキムキのボディービルダーは体重も重く、ＢＭＩでは「肥満」と判定されてしまいます。体脂肪が一桁であっても、です。

反対に、中肉中背でＢＭＩ的には問題がない女性が、実は体脂肪率30％を超えており、先に挙げた肥満由来の病気リスクを抱えていることもあります。

加齢によって筋肉が落ちると体重も減るので、体重だけを見て「自分は太っていない」「若い頃よりやせた」と安心していると、体脂肪が増えていることに気づかず「肥満」を見逃してしまうかもしれません。体重よりも体脂肪率の変化に注意し、毎日、体重・体脂肪率・筋肉量など測定できる「体組成計《たいそせいけい》」に乗る習慣をつけましょう。脱水を起こしてい

								30%										40%					体脂肪率
22	23	24	25	26	27	28	29	30	31	32	33	34	35	36	37	38	39	40	41	42	43	44	45
22	23	24	25	26	27	28	29	30	31	32	33	34	35	36	37	38	39	40	41	42	43	44	45
22	23	24	25	26	27	28	29	30	31	32	33	34	35	36	37	38	39	40	41	42	43	44	45
22	23	24	25	26	27	28	29	30	31	32	33	34	35	36	37	38	39	40	41	42	43	44	45
22	23	24	25	26	27	28	29	30	31	32	33	34	35	36	37	38	39	40	41	42	43	44	45
22	23	24	25	26	27	28	29	30	31	32	33	34	35	36	37	38	39	40	41	42	43	44	45
22	23	24	25	26	27	28	29	30	31	32	33	34	35	36	37	38	39	40	41	42	43	44	45
22	23	24	25	26	27	28	29	30	31	32	33	34	35	36	37	38	39	40	41	42	43	44	45
22	23	24	25	26	27	28	29	30	31	32	33	34	35	36	37	38	39	40	41	42	43	44	45
22	23	24	25	26	27	28	29	30	31	32	33	34	35	36	37	38	39	40	41	42	43	44	45
22	23	24	25	26	27	28	29	30	31	32	33	34	35	36	37	38	39	40	41	42	43	44	45
22	23	24	25	26	27	28	29	30	31	32	33	34	35	36	37	38	39	40	41	42	43	44	45
22	23	24	25	26	27	28	29	30	31	32	33	34	35	36	37	38	39	40	41	42	43	44	45
22	23	24	25	26	27	28	29	30	31	32	33	34	35	36	37	38	39	40	41	42	43	44	45
22	23	24	25	26	27	28	29	30	31	32	33	34	35	36	37	38	39	40	41	42	43	44	45

								30%										40%					体脂肪率
22	23	24	25	26	27	28	29	30	31	32	33	34	35	36	37	38	39	40	41	42	43	44	45
22	23	24	25	26	27	28	29	30	31	32	33	34	35	36	37	38	39	40	41	42	43	44	45
22	23	24	25	26	27	28	29	30	31	32	33	34	35	36	37	38	39	40	41	42	43	44	45
22	23	24	25	26	27	28	29	30	31	32	33	34	35	36	37	38	39	40	41	42	43	44	45
22	23	24	25	26	27	28	29	30	31	32	33	34	35	36	37	38	39	40	41	42	43	44	45
22	23	24	25	26	27	28	29	30	31	32	33	34	35	36	37	38	39	40	41	42	43	44	45
22	23	24	25	26	27	28	29	30	31	32	33	34	35	36	37	38	39	40	41	42	43	44	45
22	23	24	25	26	27	28	29	30	31	32	33	34	35	36	37	38	39	40	41	42	43	44	45
22	23	24	25	26	27	28	29	30	31	32	33	34	35	36	37	38	39	40	41	42	43	44	45
22	23	24	25	26	27	28	29	30	31	32	33	34	35	36	37	38	39	40	41	42	43	44	45
22	23	24	25	26	27	28	29	30	31	32	33	34	35	36	37	38	39	40	41	42	43	44	45
22	23	24	25	26	27	28	29	30	31	32	33	34	35	36	37	38	39	40	41	42	43	44	45
22	23	24	25	26	27	28	29	30	31	32	33	34	35	36	37	38	39	40	41	42	43	44	45
22	23	24	25	26	27	28	29	30	31	32	33	34	35	36	37	38	39	40	41	42	43	44	45
22	23	24	25	26	27	28	29	30	31	32	33	34	35	36	37	38	39	40	41	42	43	44	45

■ 肥満

（「株式会社タニタ」ホームページより）

「軽肥満」「肥満」判定の方は、すぐに糖質制限を。とくに内臓脂肪を減らすには体重減少が必須。

■体脂肪率判定表（対象年齢6歳～99歳）

［男性］

年齢									10%										20%	
6歳	1	2	3	4	5	6	7	8	9	10	11	12	13	14	15	16	17	18	19	20	21
7歳	1	2	3	4	5	6	7	8	9	10	11	12	13	14	15	16	17	18	19	20	21
8歳	1	2	3	4	5	6	7	8	9	10	11	12	13	14	15	16	17	18	19	20	21
9歳	1	2	3	4	5	6	7	8	9	10	11	12	13	14	15	16	17	18	19	20	21
10歳	1	2	3	4	5	6	7	8	9	10	11	12	13	14	15	16	17	18	19	20	21
11歳	1	2	3	4	5	6	7	8	9	10	11	12	13	14	15	16	17	18	19	20	21
12歳	1	2	3	4	5	6	7	8	9	10	11	12	13	14	15	16	17	18	19	20	21
13歳	1	2	3	4	5	6	7	8	9	10	11	12	13	14	15	16	17	18	19	20	21
14歳	1	2	3	4	5	6	7	8	9	10	11	12	13	14	15	16	17	18	19	20	21
15歳	1	2	3	4	5	6	7	8	9	10	11	12	13	14	15	16	17	18	19	20	21
16歳	1	2	3	4	5	6	7	8	9	10	11	12	13	14	15	16	17	18	19	20	21
17歳	1	2	3	4	5	6	7	8	9	10	11	12	13	14	15	16	17	18	19	20	21
18～39歳	1	2	3	4	5	6	7	8	9	10	11	12	13	14	15	16	17	18	19	20	21
40～59歳	1	2	3	4	5	6	7	8	9	10	11	12	13	14	15	16	17	18	19	20	21
60歳～	1	2	3	4	5	6	7	8	9	10	11	12	13	14	15	16	17	18	19	20	21

［女性］

年齢									10%										20%	
6歳	1	2	3	4	5	6	7	8	9	10	11	12	13	14	15	16	17	18	19	20	21
7歳	1	2	3	4	5	6	7	8	9	10	11	12	13	14	15	16	17	18	19	20	21
8歳	1	2	3	4	5	6	7	8	9	10	11	12	13	14	15	16	17	18	19	20	21
9歳	1	2	3	4	5	6	7	8	9	10	11	12	13	14	15	16	17	18	19	20	21
10歳	1	2	3	4	5	6	7	8	9	10	11	12	13	14	15	16	17	18	19	20	21
11歳	1	2	3	4	5	6	7	8	9	10	11	12	13	14	15	16	17	18	19	20	21
12歳	1	2	3	4	5	6	7	8	9	10	11	12	13	14	15	16	17	18	19	20	21
13歳	1	2	3	4	5	6	7	8	9	10	11	12	13	14	15	16	17	18	19	20	21
14歳	1	2	3	4	5	6	7	8	9	10	11	12	13	14	15	16	17	18	19	20	21
15歳	1	2	3	4	5	6	7	8	9	10	11	12	13	14	15	16	17	18	19	20	21
16歳	1	2	3	4	5	6	7	8	9	10	11	12	13	14	15	16	17	18	19	20	21
17歳	1	2	3	4	5	6	7	8	9	10	11	12	13	14	15	16	17	18	19	20	21
18～39歳	1	2	3	4	5	6	7	8	9	10	11	12	13	14	15	16	17	18	19	20	21
40～59歳	1	2	3	4	5	6	7	8	9	10	11	12	13	14	15	16	17	18	19	20	21
60歳～	1	2	3	4	5	6	7	8	9	10	11	12	13	14	15	16	17	18	19	20	21

□やせ　□－標準　□＋標準　■軽肥満

ることがある起床時や運動・入浴後、反対に水分過多になっている食後や飲酒後は避け、体が落ち着いた状態で、毎日同じ時間・同じ条件で測定するようにしてください。

メリット②フレイル・サルコペニアを遠ざけ、寝たきりを防ぐ

フレイルとは「虚弱」を意味し、体力の低下や気力の減退など加齢によって心身が弱った状態を指します。

サルコペニアは「サルコ（筋肉）＋ペニア（喪失）」というギリシャ語による造語で、筋肉量が減って筋力や身体能力が低下した状態のことです。

フレイルとサルコペニアは、片方が悪化すれば漏れなくもう片方も悪化する「負の共存関係」にあります。手を打たずにいると行き着く先は「寝たきり」です。

フレイルとサルコペニアのどちらが先になるかは人によってそれぞれですが、両方に大きく関わっているのが「栄養不良」です。栄養が十分でないと、「心身の活動が停滞するフレイル」「筋肉をつくれないサルコペニア」に陥ってしまうのです。

さて、「糖質制限をしてしまうと〝糖質という栄養〟を摂取できず、フレイルやサルコペニアになるのでは？」という疑問を抱く方もいるかもしれません。

結論からいうと「糖質」は体をつくるために必要な栄養素ではないので（詳しくは第2章でじっくり説明していきます）、制限したからといってフレイルやサルコペニアを助長することはありません。

それどころか、糖質を制限したら、その分、お腹に余裕ができて筋肉の材料となるタンパク質、タンパク質の代謝に必要なビタミンやミネラルをたっぷり摂ることができ、フレイルやサルコペニア、ひいては寝たきり予防につながるのです。

メリット③認知症のリスクを下げる

糖尿病の三大合併症といえば、神経障害（手足のしびれ、痛み、感覚鈍麻）、網膜症（視力低下、失明を起こす）、腎症（腎臓の機能低下、透析が必要になることも）ですが、糖尿病患者の発症率が高いことから「認知症」も合併症のひとつといえます。

オランダのロッテルダム研究によると、糖尿病患者の認知症発症リスクは健康な人の2倍。日本の久山町《ひさやままち》研究（九州大学医学部が1961年より福岡県久山町で始めた疫学調査）ではアルツハイマー型認知症（アミロイドβ《ベータ》などのタンパク質が脳に蓄積することが原因）は2・1倍、脳血管性認知症（脳卒中などによる脳の血管障害が原因）は1・8倍という結果が報告されています。

糖尿病でないからといって安心はできません。食後に血糖値が乱高下する「食後高血糖」（47ページ参照）を頻繁《ひんぱん》に起こしていると、糖尿病と同様、認知症のリスクが上昇するおそれがあります。

糖尿病も食後高血糖も、糖質の過剰摂取を控えることで予防・改善が期待できます。糖質制限で元気な脳をキープしましょう。

メリット④見た目も体も若返る

糖質制限は病気予防だけでなくアンチエイジングでも力を発揮します。体のなかの余分な糖分がタンパク質と結びつくことを「糖化《とうか》」（53ページ参照）といい、これによって老化が促進されてしまいます。

例えば、シミ、シワ、たるみは典型的な「肌の老い」ですが、これらが肌にあらわれるのは肌をつくるタンパク質のコラーゲンが糖化してしまったことが原因です。コラーゲンは肌の若さを保つだけでなく、骨を丈夫にして関節の動きを滑らかにする働きもあるので、糖質を減らせば若々しい肌、キビキビとした動きをキープできるでしょう。

【まとめ】60歳からの糖質制限で病気・老化予防
□生活習慣病、寝たきり、認知症には糖質が関わっている。
□肌や骨の老化も糖質が影響。
←
糖質制限で健康的に年齢を重ねられる

これからは「何を食べるか・何を食べないか」で人生に差がつく

私たちの心も体も「食べたもの」からつくられます。「お腹いっぱいになればいい」「好物ばかり食べていたい」と、「食」に無頓着では残念ながら健康な体はつくれません。

60歳から先の人生はたっぷりあります。

共働きの子ども夫婦のため孫の育児をサポートする方もいるでしょう。家事をこなす、外で働く。どんなときも体力は必要です。語学や地域の歴史など新しい学びの機会もあるかもしれません。若い頃から続けてきた趣味に没頭する時間もやっとできました。そうなれば集中力や記憶力もキープしておきたいところです。

何を食べるか、何を食べないか。これからの人生の豊かさを左右するのは「栄養の知識」です。

不調を訴える高齢者の食事の共通点

クリニックで栄養指導をしていると、ご高齢の患者さんに体力の差を感じます。不調がなかなか改善しない「不調高齢者」の食事には次の共通点がありました。

①朝食をしっかり食べない

朝昼夜の理想的な比率は、「朝昼しっかり、夜軽め」です。しかし、ほとんどの方が逆の「朝昼軽め、夜しっかり」。では、軽めに済ませるために何を食べているかというと、それが②③につながります。

②パンやシリアルが多い

①の大きな理由は「調理が面倒だから」。パンもシリアルも調理は不要。日持ちするシリアルなら頻繁に買い足す必要もありません。

③麺類が多い

朝がパンやシリアルなら「昼はちょっと料理を。でも簡単に」となり、パスタ、うどん、そば、夏ならそうめんと麺類が選ばれがちです。レンジでチンするだけの冷凍麺や水で流すだけの麺も多用されています。

④単品食べが多い

②③は典型的な単品食べ。おかずがないためタンパク質や食物繊維が絶対的に不足しています。「パンや麺よりお米」という方でも、食べるのが「おにぎり1個」では栄養不足になることに変わりはありません。

⑤食事のリズムが不規則

食事時間が一定ではない、頻繁に食事を抜くといった生活は自律神経が乱れ、心身に不調をもたらします。一度に食べられる量が減る年齢になったら規則正しく3食を摂ったうえで、さらに間食で栄養素を補わないと、栄養不良になる危険もあります。

元気な高齢者はこんなものを食べていた！

若いときから食に興味がなくて「空腹感がなければいい」という方は、①〜⑤のような食生活をずっと送ってきていることがあります。不調に見舞われると食への欲求はますます低下し、「缶詰を開けるのすら億劫《おっくう》」といいます。

育ち盛り、働き盛りの子どもに食生活を合わせる必要がなくなってから、だんだん①〜⑤の食傾向となり、栄養不良から不調へと進む方もいます。

反対に元気な高齢者は、何といってもよく食べます。食べることが好きで単品食べや食事を抜くことはなく食材もバラエティー豊か。ステーキや焼き肉といった重めのタンパク質も好んで食べている印象があります。食に対していい意味で貪欲なので、旬のものを欠かしません。

腸内環境、胃酸や胆汁酸の分泌能力など、持って生まれた資質のおかげで不摂生をしても健康面に影響が出にくい人もいますが、それも若い頃の話。60歳を過ぎたら日々の1食

1食が健康状態に確実に反映されるのです。

今こそ、栄養常識をアップデートしよう

ここ20年で栄養学の常識は大きく変わりました。

例えば、「1日30品目食べる」。バランスがよくて健康につながると信じている方も多いと思いますが、厚生省（現厚生労働省）が1985年に推奨するようになったものの、現在では「30品目にこだわらず、いろいろな食材を食べることの目安に」と、だいぶゆるやかな表現に変化しています。

糖質をはじめとした栄養素が体に及ぼす影響が明らかになるにつれ、30品目も食べる必要はないどころか、肥満、胃腸の不調などにつながりかねないことがわかってきたからです。これからは「1日30品目」に縛られて必死に調理したり食べたりする必要がないというのは朗報ではないでしょうか。

60歳以降の方々は、学校教育で「タンパク質＝肉」「食物繊維＝野菜」と教わったと思いますが、この古い情報によって選択肢が狭められ、調理負担が増えている側面もあります。「タンパク質」は、肉・魚・卵・大豆製品のいずれからでも摂取できます。このなか

で最も準備が大変なのが肉です。

肉は調理に手間がかかり後片付けも面倒になるのに対し、刺身なら調理いらず。卵はゆで卵なら包丁もまな板も不要。ゆで卵、煮卵、温泉卵は惣菜コーナーのレギュラーメンバーなので買って済ませることもできます。さらに、納豆や豆腐にいたってはパックを開けるだけの手軽さです。

便通を促進し腸内環境を整える「食物繊維」は、生活習慣病の原因となる糖や脂質などを体外に排出してくれます。積極的に摂っていきたい食物繊維は、野菜だけでなく、きのこや海藻にも豊富です。

なかでも海藻の手軽さはありがたい！　焼き海苔《のり》1枚をご飯に添える、もずくのパックを開ける、糸寒天《いとかんてん》をみそ汁に入れる、ひじきならわざわざ煮なくてもパック製品で十分です。きのこも海藻も乾燥タイプは日持ちがするので買い置きしておくとよいでしょう。食材を乾燥させると栄養素が凝縮され、生で食べるよりも食物繊維などが豊富になる点も魅力的です。

さて、ここまで紹介した食材で朝食のメニューをつくってみましょう。

メインは納豆に生卵。みそ汁は豆腐とワカメ。箸休めにパックのもずくも添えましょう。

主食の白米がなくても、結構、お腹いっぱいになりそうですよね。白米などの主食を抜くと食べた気にならないと思い込んでいる方もいますが、糖質制限の食事は結構ボリュームがあるのです。

では、このメニューを食べるとき、どの順番で食べればよいでしょうか？　多くの方が「栄養バランスよく食べるために三角食べをしなさい」と教わったと思いますが、三大栄養素であるタンパク質、脂質、糖質の体への作用が明らかになり、「栄養バランス」の考え方も変わりました。

新しい栄養バランスは「タンパク質はしっかり（第3章）、脂質は種類を吟味して（第4章）、糖質は控える（第2章）」。三角食べで満遍なく食べても健康にプラスにはなりません。このメニューならタンパク質をすべて平らげられるように「メインの納豆と生卵→豆腐とワカメのみそ汁→もずく」の順番がベストです。

新しい栄養常識を知らずに旧来の知識のまま、よかれと思って食べ続けていると、知らないうちに健康が損なわれていきます。まさに「知らぬが仏」で、1食ごとに本当に「仏」に近づく危険があるのです。

【まとめ】 60歳からは「知らぬが仏」では済まされない

□パンやシリアル、麺類などの常食は、栄養不良の原因に。

□朝食を抜くなど不規則な食生活は自律神経を乱し、不調を呼ぶ。

□古い健康情報のままでは健康を損なう。

第2章

余った「糖質」が体のなかで〝毒〟になる

糖質はエネルギー源であって「栄養」ではない

前章の最後で「タンパク質、脂質、糖質は三大栄養素」と書きましたが、実は糖質だけは性質が異なります。

タンパク質と脂質は体を構成する材料として使われる「必須栄養素」。しかし、糖質は必須栄養素ではありません。そして、糖質だけが（1型糖尿病の人を除いて）血糖値を上昇させます。ヒトという生物にとって必須栄養素ではない糖質は、極端な話、なくても生きられるのです。

糖質を栄養素だと勘違いして摂っていると、消費できればいいのですが、余った糖質は体脂肪として蓄えられていきます。タンパク質や脂質をどれだけ控えても、糖質を余るほど摂っていると必ず太っていくのです。チョコレートなどの甘いものを食べて太るのは、その糖質が問題なのであって、カロリーが高いからではありません。

「エネルギー」と「栄養」を分けて考える

ここでカロリー（kcal）について考えてみましょう。タンパク質、脂質、糖質はいずれも「エネルギー（カロリー）」をつくることから「エネルギー産生栄養素」と呼ばれます。

それぞれ1gあたりのエネルギー量は次のようになります。

・タンパク質……4kcal
・脂質……9kcal
・糖質……4kcal

カロリーで比較すると、確かに脂質は糖質の2倍強。ここから「脂質は糖質よりも太る」というイメージができあがってしまいました。

しかし、実際にはタンパク質と脂質は人体の構成材料として使われてしまいます。人体37兆個の細胞は古い細胞と新しい細胞が常に入れ替わっており、タンパク質と脂質は摂取したそばから消費されていくのです。

「栄養」とは生命維持に欠かせないもので、人体の構成成分となるタンパク質と脂質は「栄養」なのです。ビタミン、ミネラルも同様の意味で「栄養」といえます（タンパク質、脂質、糖質の三大栄養素にビタミンとミネラルを加えて「五大栄養素」といいます）。

では、糖質の役割は何かというと、「人体を動かすエネルギー」となることです。「体を動かすエネルギーである糖質を制限すると活動できないではないか」というのは早計で、外から摂取する糖質の代わりになるものを人間は持っています。それが自分自身の「体脂肪」。

体脂肪率2桁は何十万カロリーにも相当しますから、日々の活動に必要なエネルギーは十分。極端なことをいえば、さらに入れる（食べる）必要はないのです。

ただ、体脂肪を燃焼してエネルギーとして利用するには複雑なプロセスを要するため、42・195㎞を走り抜くエネルギーが必要なマラソン選手は、速やかにエネルギーとなる糖質（バナナ、餅、おにぎりなど）をレース前に食べて備えるのです。

なぜ、そうめんしか食べていないのに太るのか

32ページで述べた食事のように、朝食は食パン1枚、お昼はおにぎりやうどん、夏のお昼は食欲がないので毎日そうめんという糖質まみれの食事を続けていれば、体重はジワジワ増えていきます。

糖質過多の食事では、糖質をエネルギーに変えるために必要なビタミンやミネラルなどが不足します。エネルギーに変換されなかった糖質は体脂肪として蓄積されてしまうのです。また、糖質というエネルギーがひっきりなしに入ってくるので、体脂肪をエネルギーとして使うチャンスもありません。

【まとめ】60歳からは「エネルギー」と「栄養」を理解して食べる
□糖質はエネルギー。「栄養」である脂質、タンパク質、ビタミン、ミネラルとは違う！
□摂りすぎた糖質は体脂肪として蓄積される（肥満）。
□糖質制限をすると、蓄えた体脂肪を消費できる。

糖質自体が悪いのではなく、摂りすぎが害になる

人類何百万年の歴史において、糖質を安定的に摂取できるようになったのは農耕が行わ

れるようになった約1万年前。それ以前の狩猟や採集で食料を得ていた時代では糖質（甘いもの）はめったに口にできなかったのです。実りの季節に頬張った果実は、どれほど甘くおいしかったことでしょうか。糖質を欲する・おいしく感じることは何百万年の歴史を経て人類のＤＮＡに刻まれています。本能は糖質を欲するのです。

本能が求めるのだから糖質はおいしい。多幸感をもたらす脳内物質β《ベータ》エンドルフィンも分泌され幸せな気持ちになる。魅惑の糖質を現代は望むだけ食べられる。

しかし、本能の赴くままに際限なく糖質を摂取していると、とてもすべてを消費しきれません。余った糖はどうなるかというと、体のなかで「毒」へと変貌するのです。

糖質だけが血糖値を上昇させる

タンパク質、脂質、糖質の三大栄養素のうち、タンパク質と脂質は「栄養」、糖質だけが「エネルギー」です。もうひとつ、糖質だけが持つ特徴は「血糖値を上昇させる」ことで、ここにもまた厄介な問題が存在します。

糖質たっぷりの食事のあと血糖値が高い状態が続くことを「食後高血糖」といい、血液中に増えた糖が血管を傷つけてしまうのです。

血管を守るため、血液中の糖は細胞が活動するエネルギーとして使われます。蓄えられている体脂肪より、入ってきたばかりの糖質が優先的にエネルギーとして消費されるのは血管を守るためなのです。

糖をエネルギーに変換するのがインスリンです。しかし、ビタミンやミネラルなどの栄養が不足していると変換ができません。変換できなかった糖はというと、脂肪として体に蓄えられることになってしまいます。

糖質過剰とビタミン、ミネラル不足がセットとなるのは、32ページで示した食生活の常で、カロリーが低くても太ってしまう（脂肪が増える）食事の典型です。

糖質を下げられるホルモンはインスリンしかない

人類は何百万年もの間、糖質をめったに口にできませんでした。我々の先祖は血糖値が上昇する機会はほぼなかったため、人体は糖質への対策が希薄で血糖値を下げるためのホルモンはインスリンしかありません。

反対に飢餓《きが》への備えは万全で血糖値を上げるホルモンは、グルカゴン、コルチゾール、アドレナリンなど複数存在しています。これらのホルモンの働きによって、空腹で血糖値が下がってもしのぐことができるのです。

糖質がふんだんに使われた現代の食生活では、インスリンを過剰に消費することになります。結果、インスリンが分泌されてもその効果が落ちる「インスリン抵抗性」が生じます。インスリン抵抗性を引き起こす原因は肥満。糖質の摂りすぎで蓄積された体脂肪のうち、内臓脂肪からインスリン抵抗性を促進する物質が分泌されるのです。

インスリン抵抗性によって「糖からエネルギーへの変換が滞る→さらに脂肪が蓄積→インスリン抵抗性を促進する物質が内臓脂肪から分泌」という悪循環に陥ります。

また、血糖値を下げる作用も落ちて高血糖状態が続くため、その解消のためにインスリンの分泌が促進されます。すると血液中のインスリン濃度が上昇した「高インスリン血症」の状態となり、それがさらにインスリン抵抗性を推し進めてしまうのです。

インスリン抵抗性は、肥満を助長し糖尿病リスクを上昇させるだけでなく、歯周病との関連も指摘されるようになりました。歯の表面に付着したプラークによって歯周病になってしまうと、歯肉の炎症、歯が抜けるなどのトラブルにつながります。

プラークは磨き残しによる歯垢《しこう》でできた細菌の塊。炎症を起こす物質を含んでおり、その物質が血流に乗って全身を巡るとインスリン抵抗性が進むのです。歯周病を治療して炎症物質の発生が抑えられると、それに伴いインスリン抵抗性も改善されて血糖値の上昇が落ち着きます。

【まとめ】60歳からは「本能」よりも「知識」で糖質と向き合う
□飢餓の時代が長かった人間の本能が糖質を求める。
□高血糖を改善するホルモンはインスリンだけ。↓糖質制限で高血糖を防ぐ。
□高血糖↓インスリン抵抗性↓高血糖……のループにはまる前に糖質制限を。

糖尿病でない人にも起きている「食後高血糖」

糖尿病はある日突然、発症するのではなく、糖質過多の食生活や運動不足などを長年続けているうちにジワリジワリと血糖値が上昇し、いよいよ血糖コントロールが自分のインスリンでできなくなったとき「糖尿病」と診断されます。糖尿病が「生活習慣病」と呼ばれる所以《ゆえん》です。
健康診断では空腹時血糖値によって次のように状態を判断されます。

・１００mg／dℓ未満 ………正常型
・１１０〜１２５mg／dℓ …境界型
・１２６mg／dℓ以上 ………糖尿病型

空腹時血糖値で「境界型」と判定されたら崖っぷちといえますが、正常型だからといって安心はできません。食後高血糖を起こしている可能性は十分あるからです。

健康な人の場合、食後ゆるやかに上昇した血糖値は2時間も経過すれば正常値の１１０mg／dℓ以下に落ち着きます。2時間以上経《た》っても１４０mg／dℓ以上が続くようなら食後高血糖を起こしていることになりますが、一般的な健康診断では空腹時の血糖値しか把握できないのです。

太っていない日本人に糖尿病が多い理由

食後高血糖は別名「血糖値スパイク」と呼ばれます。正常であれば食後の血糖値はゆるやかに上下しますが、食後高血糖では急上昇して急降下するので、折れ線グラフの線がまるでスパイクのトゲのように鋭角になることから別名がつきました。
鋭角を描いてしまう理由はこうです。

インスリンの効きが悪いために食後の血糖値の急上昇が止められない。
↓
高血糖に対処するため大量のインスリンを分泌。
↓
血糖値は一転、急降下。

インスリンの分泌量は遺伝などの要素が絡み、個人差があります。体質的に分泌量が多い、少ないの差はありますが、いずれにせよ無尽蔵に分泌できるわけではありません。
100歳になっても分泌できる人もいれば、40歳で枯渇する人もいるし、60歳で尽きる人もいる。限りあるインスリンを食後高血糖で大量消費する状態は望ましくありません。

とくに日本人はインスリンの分泌能力が欧米人に比べて低くなっています。「欧米人の肥満」は日本人とはスケールが違うのに糖尿病の患者が少ないのは、インスリンを大量に分泌できて摂りすぎた糖をたっぷりと体脂肪に変えられるから。コーラを飲んでもポテトチップスを食べてもどんどんインスリンを出して、じゃんじゃん脂肪にしていけるのです。欧米人の巨漢をつくるこのサイクルを知ると、インスリンが「肥満ホルモン」と呼ばれるのも納得です。

一方、我々日本人のインスリンを分泌する能力は欧米人の半分といわれ、巨漢になる前に糖尿病になってしまいます。

限りあるインスリンを大事にするためには？　そう、糖質制限です。理由はもうおわかりですね。血糖を上昇させるのは糖質だけだからです。

【まとめ】 60歳からは「インスリン」の無駄遣いをやめる

□インスリンを大量消費する食後高血糖は健康診断では見つからない。
□食後高血糖は糖尿病同様に、動脈硬化、脳卒中などのリスクを上げる。

□血糖値を上昇させる糖質を制限してインスリンを節約。

「食後高血糖」は万病の元だった！

食後高血糖は糖尿病以前の状態とはいえ、それでも健康面でマイナスなことに変わりはありません。「血糖が上昇してもインスリンを分泌して下げられれば問題がない」のではなく、血糖が急激に上昇すること自体が体にとってよくないのです。

体温、血圧、心拍数、そして血糖値などを一定に保つ「ホメオスターシス」という機能が人体に備わっています。それは、大きな変動は体にネガティブに作用するから。血糖の上下変動がもたらすネガティブな作用は「血管の老化」と「体内の糖化」です。

問題点①血管の「老化」を引き起こす

日本人の死因は第1位が悪性新生物（がん）（全死亡者に占める割合は24・6％）、以下、心疾患（14・8％）、老衰（11・4％）、脳血管疾患（6・8％）と続きます。（「令和4年

〈2022〉人口動態統計」厚生労働省）

このうち心疾患と脳血管疾患はいずれも動脈硬化が原因のひとつであることから、ふたつを合わせれば「動脈硬化」はがんに匹敵する死亡率であると考えられます。

動脈硬化の原因のひとつとなるのが食後高血糖です。食後高血糖を頻繁に起こすと、血液中の糖が血管を傷つけてしまい、傷がついた部分にコレステロールが付着して動脈硬化に。動脈硬化が進行すれば血管が詰まることもあります。

また、血管が狭くなるため血液を通す力が余計に必要となり、血圧も上昇。血流が滞ると臓器の活動は停滞して心疾患や脳血管疾患を発症してしまうのです。

そして、食後高血糖の行き着く先は糖尿病です。糖尿病は「血管がボロボロになる血管病」とも表現され、細い血管がボロボロになる「細小血管症」は三大合併症（神経障害、網膜症、腎症）を、大きな血管がボロボロになる「大血管症」では狭心症や心筋梗塞、脳梗塞などを起こします。

健康な人であっても、ご飯一膳を食べたあとの血糖値は140～150㎎／dℓに上昇してしまいます。そこから下がっていくとはいえ高血糖状態で血管が傷つくリスクはあるのです。

■白米とステーキ、血糖値を上げるのは？

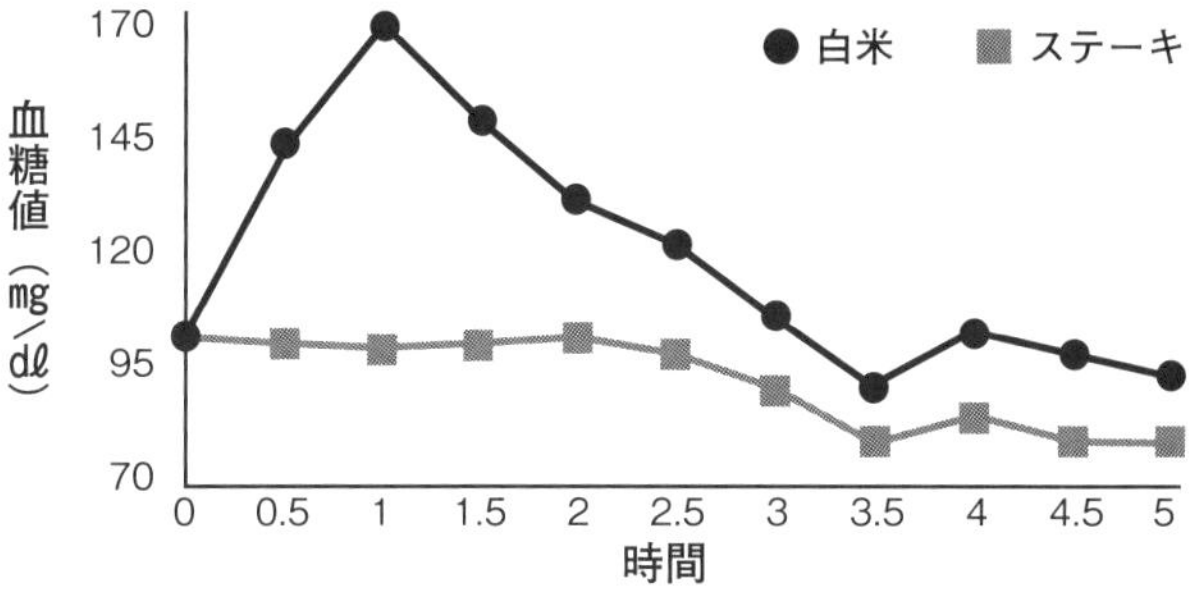

（鎌倉女子大学・成瀬宇平医学博士作成のグラフを改変）

健康な人の場合、1gの糖質は血糖値を約1mg/dl上昇させる。ステーキのカロリーは白米の約5倍だが糖質はほぼゼロ。血糖値を上昇させるのは白米のほうで、肥満につながるのも白米のほう。糖質が多い食品は食後高血糖を起こす可能性が高い。

問題点②体内の「糖化」を引き起こす

体内で余った糖がタンパク質と結合することを「糖化」といい、糖化が起こると強力な毒性物質である「AGE」（終末糖化産物：Advanced Glycation End Products）が産生されます。摂取したタンパク質は、髪、爪、皮膚、骨、筋肉、臓器をつくるほか、ホルモン、酵素などの材料にもなっています。タンパク質は体のあらゆるところに存在するので、消費しきれないほど糖質を摂っていると糖化も体の方々で発生する可能性があるのです。

例えば、糖がコラーゲンと結びついたら。「コラーゲンといえばお肌」のイメージが強いですが、実は人体を構成するタンパク質の3割を占めており、肌以外にも、骨、血管、目など、いたるところに存在します。糖が過剰に存在すると、これらのコラーゲンと結びついて糖化を起こすことになります。糖化が生じた部位によって、骨《こつ》粗《そ》鬆症《しょうしょう》、動脈硬化（心筋梗塞や脳梗塞）、白内障などのリスクを抱えることになるのです。

また、脳のタンパク質が糖化するとアミロイドβに変質して、アルツハイマー型認知症を起こすこともわかっています。

体のなかで産生されるＡＧＥの量は「血糖値×持続時間」で求められます。血糖値が高いほどＡＧＥの量が増えるのですから、食後高血糖を起こすとテキメンです。

糖化はタンパク質と糖によって引き起こされますが、体をつくるタンパク質は「栄養」。削ってしまうと健康が損なわれます（60歳からのタンパク質の重要性は第3章で説明します）。糖化から身を守るためには食後高血糖を避けること。そのためには糖質制限です。「エネルギー」である糖質はタンパク質と違って削ったところで問題はありません。

食後高血糖を起こしていないか不安になった方は、持続自己血糖測定器（商品名「リブレ」）を使って血糖値の変動を観察してみるといいでしょう。ネット通販などで購入でき、小さな針がついたセンサーを装着することで血糖の変動を24時間記録できます。一度装着したら2週間は使用可能。入浴も水泳も問題なくできます。

さて、AGEは体内で発生するだけでなく、食品そのものに含まれていることもあります。タンパク質(卵と牛乳)と糖質(小麦粉と砂糖)を混ぜて焼き上げるホットケーキは表面にこんがりとした焼き色がつきます。食欲をそそりますが、これこそが糖化によるAGEの姿。糖質制限をしていると、AGEが発生する「タンパク質と糖質を加えて加熱した食品」を自然に避けることができます。

がんにも高血糖が関わっている

がん細胞は日々、私たちの体内に発生しています。一説には1日に5000個発生するといわれるがん細胞が「がん」に発展しないのは、免疫細胞が駆逐してくれるから。

しかし、この戦いで免疫側を不利にするのが体内の余分な糖。がん細胞が生きて増殖するためには正常細胞の3~8倍もの糖を必要とするからです。

がんを活気づける糖が体内にふんだんにあるため、糖尿病のある方はがんになりやすいことはよく知られていました。国内外の研究報告を総合すると糖尿病の方のがんリスクは20%ほど高いといえそうです。

1日5000個も発生しているがん細胞は、今、この瞬間にも発生しています。がんのエサとなる糖質をふんだんに摂っていて、糖尿病とまでいかずとも毎食後、高血糖状態になっていたら免疫は勝ち越せるでしょうか？　がんになってからの糖質制限が治療効果を上げるという報告もありますが、がんになる前から手を打って60歳からのがんリスクを少しでも減らしておきましょう。

【まとめ】60歳からの「食後高血糖」にはこんなリスクが

□血管の老化を進め、動脈硬化に。
□あらゆるところで糖化を起こし、骨粗鬆症、動脈硬化、白内障などに。
□余分な糖が、がん細胞を活性化。
□糖尿病に近づく。

《コラム》昔の人は知っていた!? 糖質制限の健康効果

巷《ちまた》には「糖質ゼロ」「糖質オフ」を謳《うた》った商品が並び、食品表示には炭水化物から食物繊維を引いた「糖質」の量が記されるようになりました。「糖質制限？　なにそれ？」という「興味」が、今や「常識」として定着してきたと実感しています。

さて、この「糖質制限」。ここ数年で登場したイメージがあるかもしれませんが、実ははるか昔、19世紀にはダイエットや糖尿病の治療食として認知されていたのです。

美食家は糖質制限の先駆者？

フランスの法律家・政治家であり、美食家としても名を馳《は》せたブリア＝サヴァランは、1825年に『美味礼讃《びみらいさん》』を出版。この名著は「絶版になったことがない」と評されるほどで、世界各国で今も読み継がれています。

「どんなものを食べているか言ってみたまえ。君がどんな人か言い当ててみせよう」

という金言は、「食」と「生き様」の密接な関係を言い表しているといえるでしょう。

そんな彼は「糖質制限」の先駆者といえるかもしれません。肥満について考察するなかで「脂肪太りの主たる原因は澱粉質《でんぷん》の食品の食べすぎにある。澱粉質の摂取を多少なりとも減らせば、肥満を抑制できる」と語っているのです。

トルストイと漱石。文豪が描写した「糖質制限」

ロシアの文豪トルストイの名作『アンナ・カレーニナ』（新潮文庫）では、肥満対策で糖質制限を実践する様子が出てきます。

「クラースノエ・セロー競馬の当日、ヴロンスキーはいつもより早めに、将校集会所の食堂へ、ビフテキを食べに行った。彼の体重はちょうど所定の四プード半（訳注・約73・7kg）に達していたので、そう厳重に節制する必要はなかった。しかし、もうこれ以上太ってはまずいので、澱粉質と甘いものを避けるようにしていた。」

甘いものだけでなく澱粉質にも気を配る描写は、ブリア＝サヴァラン同様なかなかの通といえるでしょう。

さて、日本の文豪にも登場してもらいましょう。こちらは夏目漱石《なつめそうせき》。彼は糖質制限でお米を断つことの悲哀を『明暗』で描いています。

「「お延《のぶ》、叔父さんは情けない事になっちまったよ。日本に生れて米の飯が食えないんだから可哀想だろう」糖尿病の叔父は既定の分量以外に澱粉質を摂取する事を主治医から厳禁されてしまったのである。「こうして豆腐ばかり食ってるんだがね」叔父の膳にはとても一人で平らげ切れないほどの白い豆腐が生のままで供えられた。」

お米への未練は物悲しいものがありますが、主食を白い豆腐に置き換える点は上手に糖質制限を実践しているといえます。

漱石は若い頃から神経衰弱に陥ることたびたび、絶えず不調の胃にとうとう潰瘍ができて入院するなど、常に病気を抱えた人生でした。49歳で糖尿病と診断され、医師の指導で糖質を控える代わりに、肉類、卵、バター、肝油、豆腐、おから、糖質5％以下の野菜などを摂る「厳重食餌《しょくじ》」に切り替えます。これはまさに糖質制限食そのものです。

合併症に苦しんだ日本最古の糖尿病患者

ところで「日本最古の糖尿病患者」をご存じですか？　それは藤原道長《ふじわらのみちなが》。『御堂関《みどうかん》白記《ぱくき》』に記した自身の様子と、又従兄弟《またいとこ》の実資《さねすけ》による『小右記《しょうゆうき》』での描写から糖尿病を患っていたと推察されます。文献が残っている最古の患者なので「日本最古の糖尿病患者」とされ、1994年に日本で国際糖尿病会議が開催された折には、道長と六角形のインスリン結晶をデザインした記念切手もつくられました。

道長の時代には糖尿病への対処法はなく、「飲水病」といわれるほどの喉の渇きからひっきりなしに水を飲み、倦怠感、視力低下、そして免疫力の低下からの感染症で、苦しんだ末に命を落としたようです。

主食の米をたっぷり食べ、飴《あめ》や葛湯《くずゆ》などの間食、糖度の高い甘酒、頻繁な宴《うたげ》など、貴族の贅沢《ぜいたく》な食生活は糖質制限の対極にあるものでした。もしも平安時代に糖質制限の知識があったら。道長の肉体的な苦しみは軽減されたことでしょう。

第3章

60歳から必要なのは、糖質よりも「タンパク質」

体はタンパク質でできている

皮膚や髪や爪、骨や筋肉、内臓、ホルモンや酵素、抗体に至るまで、私たちの体のほとんどはタンパク質でできています。脳も半分はタンパク質、残り半分は脂質です。これほど重要なタンパク質が不足してしまうと健康を維持することはできませんから、食事のたびに肉・魚・卵・大豆製品などからタンパク質を摂取する必要があるのです。

タンパク質は、たくさんのアミノ酸がつながってできています。アミノ酸は自然界に数百種類も存在していますが、タンパク質を構成するアミノ酸は20種類だけ。

20種類のうち11種類は体のなかで合成できるため「非必須アミノ酸」といい、合成できず食品から摂取しなくてはいけない9種類を「必須アミノ酸」といいます。20種類のアミノ酸のうちひとつでも欠けてしまうとタンパク質を合成することはできません。

食事で摂取したタンパク質はそのまま使われるのではなく、消化酵素によってアミノ酸に分解されます。分解したアミノ酸を、髪や爪、ホルモンや酵素といった目的に合わせてタンパク質に再合成して使用します。

アミノ酸の分解・合成を経てつくられる人体のタンパク質は10万種類といわれています。わずか20種類のアミノ酸でこれほどの種類をつくれるのは、アミノ酸がつながる数、つながるときの形、別の物質との結合など、さまざまなバリエーションがあるからです。

高齢になるほどタンパク質が必要になる

人間の体は分子レベルで常に分解と合成が行われ、古い細胞と新しい細胞が入れ替わっています。爪や髪が伸びるのは、古い細胞と新しい細胞が入れ替わった結果。1年前の自分と今日の自分は、細胞レベルでは全くの「別人」です。細胞の入れ替わりが「新陳代謝」であり、生きている限り止まることなく続くので、細胞の材料となるタンパク質は命ある限り必要となるのです。

育ち盛りの子どもやアスリートはたっぷり摂るべきで、高齢になればさほど食べなくてもよいと思われがちですが、若かろうが高齢だろうが、細胞は入れ替わっているのですから、タンパク質が必要であることに変わりはありません。

タンパク質がなければ心筋も維持できず、切れない血管、折れない骨も維持できないのです。脳出血や骨粗鬆症を予防するためにもタンパク質をしっかり食べましょう。

加齢によってタンパク質を分解する消化吸収能力も落ちていき、そもそも食べる量も減っていくのですから意識しないとタンパク質は不足する一方です。60歳からは健康法のひとつとして積極的にタンパク質を食べてください。

慶應義塾大学と川崎市が２０１７年から共同で行っている「川崎元気高齢者研究」で自立した生活を送る85歳以上の食生活を調査したところ、タンパク質の摂取量が多いほど死亡リスクが低いことがわかりました。また、タンパク質の摂取量が多い高齢者は、炭水化物の摂取が少ない傾向があったとのことです。元気で長生きのカギは、タンパク質と糖質制限にあるということでしょうか。

誤解されているタンパク質

繰り返しになりますが、タンパク質は高齢になっても必要。生きている限り必要なのです。

とはいえ、古い栄養教育を受けてきた世代には、まだ誤解があるようです。

①卵はコレステロールが多いから食べない。

②健康のためには野菜が一番。野菜から食べて、余力があればお肉かお魚を食べる。
③肉は胃もたれする（胃腸に負担になる）から食べない。

そんな方はすぐに次のように知識を刷新してください。

①→体のなかでは卵に含まれるよりもはるかに多いコレステロールが合成されています。食べ物でコレステロールを摂れば体内の合成量が減って調整されます。入手しやすくて完全栄養食の卵は1日1個を目安に食べましょう。
②→野菜から先に食べてお腹いっぱいになってしまうとタンパク質の量が減ってしまいます。三角食べ（37ページ参照）のところで述べたように「食事はタンパク質から先に食べる」が60歳からのルールです。
③→お肉が苦手という患者さんは結構いらっしゃいます。無理に食べて食事が憂鬱《ゆううつ》になるより「おいしく食べられるタンパク質」を選んでいきましょう。鶏肉なら大丈夫、豚肉もしゃぶしゃぶなら好きということもあります。また、肉にこだわらずに、魚・卵・大豆製品に目を向けていきましょう。

では、どれくらいタンパク質を摂ればいい？

筋肉は20～30代で最も発達し、以降10年ごとに約8～10％ずつ低下していきます。最も発達していた頃に比べて、40代では約10％、50代では約20％、そして60代では約30％も減少することになります。

高齢になるほど筋肉がつきにくくなるのは、筋肉の合成を促すアミノ酸が作用しづらくなっているから。20代の頃と同じ量のタンパク質を摂取しても若い頃のように筋肉を合成できないのです。筋肉量は低下していくのに、新たに筋肉をつけるのも難しくなる一方では、フレイルやサルコペニア（28ページ参照）へと進むしかありません。こうした高齢者の身体的特徴を改善するために、世界的に食事ガイドラインの見直しが行われ、タンパク質摂取を増やす流れになっています。

厚生労働省からは「日本人の食事摂取基準（２０２５年版）」でタンパク質摂取量と筋肉量に関して、次のような比較試験の報告がありました。

○70歳以上の高齢男性を対象とした10週間の比較試験

タンパク質推奨量（0・8g／kg／体重／日）を摂取する群↓筋肉量低下
タンパク質推奨量の2倍（1・6g／kg／体重／日）を摂取する群↓筋肉量を維持
※（1・6g／kg／体重／日）は、「1日あたり体重1kgにつき1・6gのタンパク質を摂る」という意味。

○過体重または肥満の高齢者を対象にした比較試験

タンパク質推奨量（0・8g／kg／体重／日）摂取群
↓体重減少、筋肉量も減少
タンパク質推奨量の2倍（1・6g／kg／体重／日）を摂取する群
↓体重減少したが、筋肉量の減少は少ない

現時点ではフレイルやサルコペニアの発症予防のために必要なタンパク質量の研究はまだ不十分としています。しかし、比較試験の結果から推奨量（0・8g／kg／体重／日）よりも多め（1・6g／kg／体重／日以上）に摂取すると、フレイルとサルコペニアを予防する可能性があるとしています。

例えば、サバ一切れ80gに含まれるタンパク質は約17・0gです。ただ、17・0gがそっくりそのまま体に入るのかというと、そうとは限りません。

加熱調理でタンパク質量が減ることもあれば、体調によっては消化吸収できないこともあるでしょう。先に食物繊維をたっぷり摂っているとタンパク質の消化が阻害されることもあります。こうした「タンパク質のロス分」を見越して、タンパク質の推奨量に「達する」ことを目標とするのではなく「超える」ことを目標としましょう。「食品100gあたりのタンパク質含有量」（167ページ参照）の表を参考にしてください。

1日3食に「タンパク質系のおやつ」もプラス

筋肉量が低下すると足元がおぼつかなくなり、立つ・歩く・止まる・階段を昇降するといった日常生活の動作に不安を感じるようになります。不安感から活動量が減ってしまうと運動量も減って、余計に筋肉量が低下していきます。

こうした悪循環にタンパク質不足が加わると、ますます筋肉が落ちて転倒の危険が高まり、骨折の確率も上がってしまいます。骨を守るクッションの役割である筋肉が薄くなると少しの衝撃でも骨折してしまうのです。

さて、1日の食事の回数についてはさまざまな見解があります。とくに朝食については「1日の活力源。食べたほうがいい」「寝起きに固形食はダメ」と賛成・反対の意見がありますが、60歳からは朝食は抜かないようにしてください。さらにタンパク質摂取の観点からすると、1日3食に「タンパク質系のおやつ」もプラスするほうが望ましいといえます。小分けにしたほうが確実に消化吸収でき、無駄にならないからです。

タンパク質系のおやつになるのは、ゆで卵、納豆、豆乳、干しただけのスルメ、鮭《さけ》とばなど。「おやつは甘いもの」という思い込みを捨てて、「おやつは補食・タンパク質」を習慣にしましょう。

【まとめ】60歳からの筋肉を守るタンパク質の摂り方

□肉にこだわらず、魚や卵、大豆製品など口に合うものを選ぶ。
□理想は「1日あたり体重1kgにつき1・2gのタンパク質」。
□1日3食におやつをプラスしてタンパク質を小分け補給。

その栄養、ちゃんと吸収できていますか？

「令和5年　国民健康・栄養調査」（厚生労働省）によると、65歳以上の高齢者では男性12・2％、女性22・4％が低栄養の傾向にあるという結果でした。この調査ではBMIが20kg／㎡の「やせ」を低栄養としています。低栄養では体がやせていくほか、次のような変化が見られます。

○低栄養であらわれる変化

□筋肉量の低下。　□筋力の低下。　□体力の低下。

□風邪にかかりやすく治りにくい。　□傷が治りにくい。

□食欲がない、または以前よりも落ちた。　□気力、体力が湧かない。

高齢になるほど低栄養になりがちなのは、食べる量が減るうえ、消化吸収能力が落ちて食べた栄養素を適切に処理できないことが原因です。「食欲低下・消化吸収能力低下」を

■65歳以上で低栄養傾向（BMI ≦ 20kg/m²）にある人の割合

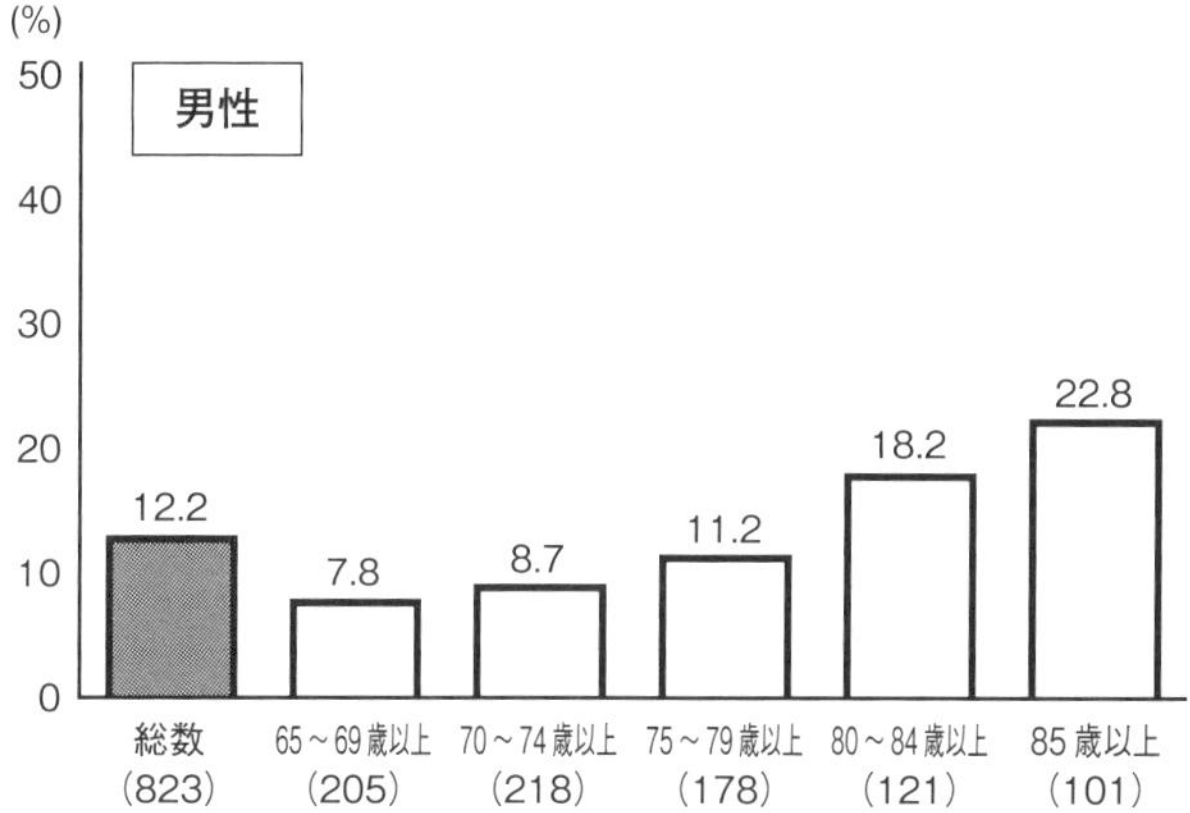

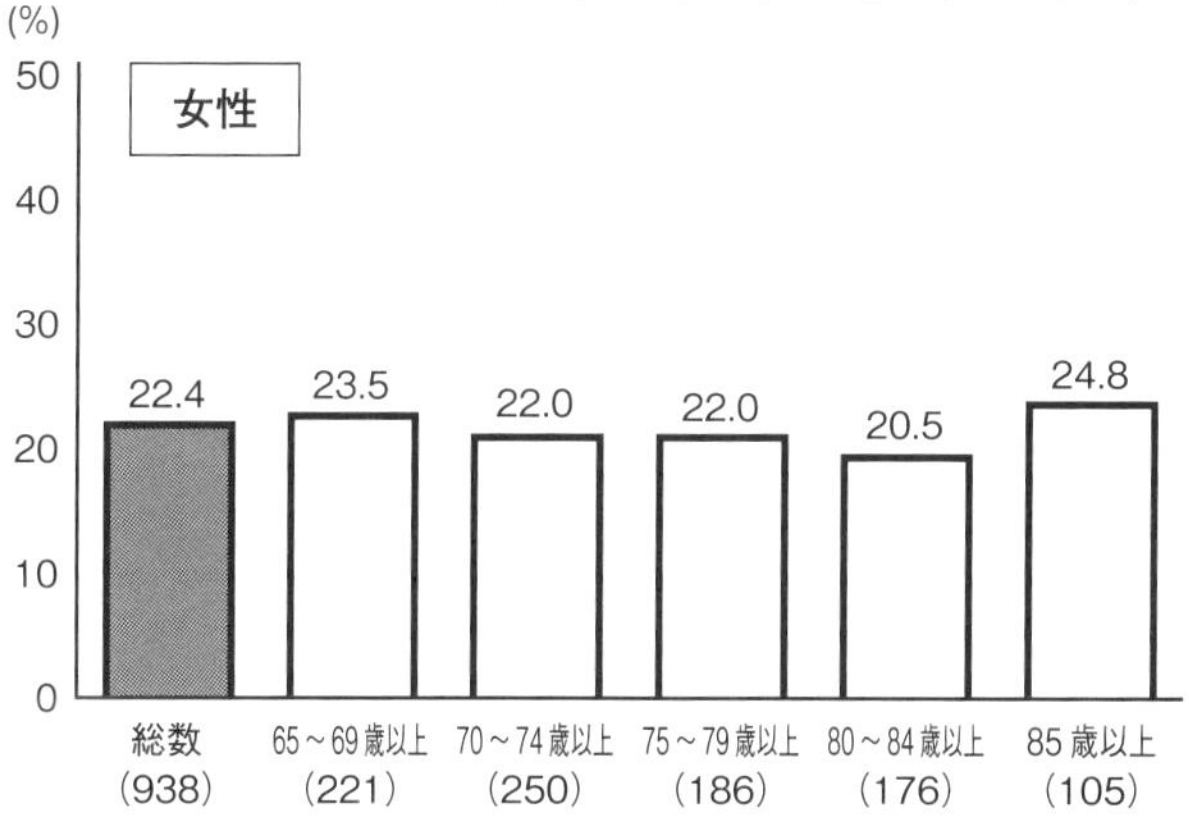

（参考）「健康日本21（第三次）」の目標　低栄養傾向（BMI 20以下）の高齢者の減少目標値：
BMI 20以下の高齢者（65歳以上）の割合　13%

（「令和5年国民健康・栄養調査」厚生労働省）

低栄養傾向の人の割合は男性12.2%、女性22.4%で、この10年間で大きな変動はない。男女とも85歳以上で割合が最も高くなる。

踏まえて効率よく必要な栄養素を摂っていけば低栄養に陥ることはありません。

必要な栄養素は、タンパク質、タンパク質をサポートするビタミンやミネラル、そして酵素です。ここに糖質は含まれません。糖質は「体のため」ではなく「気持ちのもの」。「嗜好品」として楽しむものだと思ってください。60歳からは必要なものを食べて無駄なものは入れない心がけが必要です。

タンパク質は体をつくる「コンクリート」

風雨をものともせず、時間の経過にも耐えうる頑丈な建物をつくるには、しっかりしたコンクリートが必要です。人間に置き換えると「頑丈な建物＝健康な心身」であり、「しっかりしたコンクリート＝タンパク質」ということになります。

人体のすべてはタンパク質からできているのですから、材料となるタンパク質は一生涯必要ですが、せっかくタンパク質を摂っても、体内で加工するための「道具」がなければ活用できません。道具にあたるのが「ビタミン」と「ミネラル」です。

野菜だけでなく動物性食品にも多い「ビタミン」

ビタミンは全部で13種類あり、その性質から水溶性ビタミンと脂溶性ビタミンに分類されます。水溶性ビタミンは血液などの体液に溶け込んでいて、不要な分は尿で排出されてしまうので過剰摂取の心配はありません。一方、過剰摂取のリスクがあるのが、水に溶けず脂肪組織や肝臓に蓄えられている脂溶性ビタミン。ただし、通常の食生活で過剰になることはほとんどなく、原因の多くは過剰にならないように設計されていないサプリメントの摂りすぎです。

さて、「ビタミン＝野菜」のイメージが強いと思いますが、これが実は大間違い。全部で8種類あるビタミンB群の働きと含まれる食品をまとめた表（75ページ）をご覧いただくと、豊富に含まれているのはほぼ肉か魚介類であることがわかります。

動物性タンパク質が持つ栄養素についてまだ知られていなかった時代、ベジタリアンが悪性貧血で亡くなる例が多数報告されました。動物性タンパク質を徹底排除した結果、健康な血液をつくるために必要なビタミンB_{12}が著しく欠乏して命を落としてしまったのです。現在ではB_{12}のほか、必須脂肪酸であるDHA、EPAをサプリメントで補うことはベジタリアンの間では常識となっています。

さて、α《アルファ》カロテン（ニンジンなど）、βカロテン（ほうれん草など）などのカロテノイド（赤、黄、緑などの色素成分）には「プロビタミンA」と呼ばれるビタミンAの前駆体があり、プロビタミンAは体内でビタミンAに変換されて同じような働きをします。しかし、「ビタミンA」そのものを持っているのが動物性の食品（豚レバー、鶏レバー、ウナギ、卵など）です。

強い抗酸化力を発揮して体内の脂質が酸化することを防ぐ「ビタミンE」もウナギや卵に豊富。加齢による病気リスクを減らすことから「若返りビタミン」とも呼ばれます。骨の形成に関わる「ビタミンD」は、野菜、穀物、豆、イモ類には含まれていません。魚（サケ、イワシ、サンマなど）からしか摂取できないといっていいでしょう。

魚以外のビタミンDもあることにはあります。例えば、紫外線を浴びた干しきのこ。しかしそれはD_2で、体のなかで利用できるD_3にするためには変換のプロセスが必要です。対して魚のビタミンDは変換プロセス不要のD_3で効率的です。

	備考
	B_1を含むぬかを取り除いた白米食になった江戸で脚気が増加した
	細胞の再生やエネルギー代謝を促進。酸化脂質の害を防ぐ
	タンパク質をつくるビタミン。免疫機能の正常化にも必須
	脳や筋肉など神経の正常な働きに不可欠。悪性貧血を予防
	インスリンの合成に関与。二日酔いを防ぎ、冷え性や頭痛を改善
	ストレスへの抵抗力、免疫力を強化。善玉コレステロールを増やす
	健康な皮膚と髪のためのビタミン。白髪や脱毛の予防にも役立つ
	赤血球や細胞の分裂、発育促進に不可欠。心臓病の予防効果も

■ビタミンB群の働き

名称	働き	多く含む食品
ビタミンB_1	糖質をエネルギーに変換する	豚肉、ウナギ、大豆など
ビタミンB_2	脂質の代謝を促進する	豚レバー、卵、納豆など
ビタミンB_6	アミノ酸の再合成を促す	カツオ、マグロ、サケ、豚ヒレ、ササミなど
ビタミンB_{12}	タンパク質の合成やアミノ酸の代謝に関わる	カキ、アサリ、サバ、ホタテなど
ナイアシン	エネルギー代謝に関わるほか、酵素の働きをサポートする	タラコ、マグロ、鶏むね肉など
パントテン酸	エネルギー代謝に関わる	鶏レバー、ササミ、鶏むね肉など
ビオチン	皮膚の炎症を防ぐ	鶏レバー、卵など
葉酸	赤血球の生成に関わる	鶏レバー、菜の花など

ビタミンB群は全部で8種類。動物性食品に豊富に含まれている。

丈夫な骨や歯、貧血防止に欠かせない「ミネラル」

「ミネラル（無機質）」は自然界に100種類以上も存在しており、ナトリウムは海水をしょっぱくし、山林の腐葉土から染み出した窒素やリンは水に乗って川や海で生物を育み、農地にたどり着けば豊かな恵みをもたらします。

体内にも多数のミネラルが存在し、次のような役割を果たしています。

①骨や歯などの体の構成成分となる。
②体液のｐＨや浸透圧を適切に保つ。神経や筋肉の興奮を調整する。

③タンパク質などと結合して酵素（80ページ）をつくる。

ミネラルは体内で合成することができず、食品から摂取しなくてはいけません。不足しがちなミネラル16種類を「必須ミネラル」といい、1日の推奨量が約100㎎以上を「多量ミネラル」、100㎎未満を「微量ミネラル」と分類しています。ミネラルは互いに影響を与え合うので偏りなく摂取しなくてはいけません。

高齢者に不足しがちなミネラルには「亜鉛」「カルシウム」「鉄分」があります。

亜鉛が不足すると食事が「味気ないもの」となり、食欲が失せて栄養不良に拍車がかかるのです。カルシウムが不足すると骨粗鬆症につながることはよく知られていますが、「カルシウム補給に牛乳を飲む」はあまり適切な対応とはいえません（88ページ参照）。

さて、鉄分の説明の前に、「ヘム鉄」「非ヘム鉄」という言葉をご存じですか？　栄養指導をしている患者さんに伺ってもあまり浸透していない印象なので、鉄分については少々長い説明をしたいと思います。

鉄分不足は若い女性にも多く、月経の影響もありますが、「野菜や炭水化物が好きで、お肉嫌い」という偏った食生活が影響していることも多いようです。糖質過多でタンパク質不足という点は、32ページで述べた食事と共通します。

鉄分不足もタンパク質不足と深く関わっています。鉄分には動物性タンパク質由来の「ヘム鉄」と、プルーンやひじきなど植物性のものに含まれる「非ヘム鉄」があり、非ヘム鉄は飲み込んでもほとんど吸収できません。吸収されやすいのは動物性タンパク質から摂れるヘム鉄。非ヘム鉄とヘム鉄の体への吸収力の差は、人間が動物性タンパク質主体で進化してきたことを如実に示している例のひとつといえます。

体内の鉄分の多くは血液中のヘモグロビンに含まれているので、一般的にはヘモグロビン濃度から貧血かどうかを判断します。しかし、鉄分はヘモグロビンだけに存在するのではなく、肝臓、脾臓《ひぞう》、骨髄などで「フェリチン」というタンパク質にくっついて蓄えられています。これを「貯蔵鉄」といい、フェリチン値は体内の貯蔵鉄の量を示す指標となります。

閉経後の女性は鉄を蓄えることができますが、妊娠・出産によって貯蔵鉄がかなり消費されているため、フェリチン値が低い「隠れ貧血」傾向があると考えておいたほうがよいでしょう。偏食少食で鉄分の摂取が少ないうえ、鉄分の代謝を助ける栄養素が不足している方も隠れ貧血のリスクを抱えています。とくに、痔《じ》や歯周病などで定期的に出血している

多く含む食品	備考
食塩や食塩を含むスープの素、ドレッシングなど加工調味料や加工品	工場などで人工的につくられる精製食塩と自然塩は分けて考えたい
昆布などの海藻類、大豆や納豆などの大豆製品、果物、野菜など	ストレス、コーヒー、アルコール、甘いものはカリウムの排泄を促進
煮干し、シシャモ、サケ缶、大豆製品全般、海藻類、ごまなど	乳製品はカルシウムを多く含むが、マグネシウムが含まれないため要注意
煮干し、シシャモ、サケ缶、大豆製品全般、海藻類、ごま、玄米など	マグネシウムは乳製品や肉類にはほとんど含まれず、和の食材に豊富
煮干し、スルメ、シシャモ、イワシの丸干し、大豆製品全般、種実類	食品添加物にも含まれるため、加工食品の過食はカルシウムの排泄促進に注意
レバー、牛もも赤身肉、カツオ、マグロ、アサリ、イワシの丸干しなど	植物性食品に含まれる非ヘム鉄は、ビタミンCがあると吸収率が高まる
カキ、牛赤身肉、レバー、ウナギ、スルメ、ホタテ、イイダコ	亜鉛は前立腺にも多く含まれ、男性は生殖能力の維持に欠かせない
ホタルイカ、カキ、レバー、大豆製品、純正ココア、スルメ、ホタテ、イイダコ	銅容器や銅鍋による酸性食品の保存や調理は銅中毒を引き起こすことがある
緑茶、煮干し、しょうが、海藻類、大豆製品、ごまなどの種実類	マンガン不足は愛情志向がなくなり、性機能、妊娠能力が低下する
昆布、ワカメ、海苔などの海藻類、イワシ、カツオ、サバ	欠乏も過剰も甲状腺の腫瘍に注意が必要
ワカサギ、イワシ、ホタテ、カキ、牛肉、ビール、玄米	毒性の強い元素なので錠剤などからの大量摂取は控える
海藻類全般、大豆製品、サバ、カキ、アサリ、落花生	食品のクロムは、土壌や海水など環境中のクロム量に左右される
大豆、納豆などの大豆製品全般、焼き海苔、海藻類全般、玄米などの穀類	土壌などモリブデン含有量が少ない地域に食道がんの発生が多い研究も

■ 必須ミネラルの種類と働き

名称		働き
多量ミネラル	ナトリウム	カリウムとともに細胞内外の物質の交換や水分調整に働く。胃酸の分泌を促し消化を促進
	カリウム	ナトリウムによる血圧上昇を抑制。腸や心筋など筋肉の動きを正常に保つ
	カルシウム	健康な骨と歯をつくる。精神を安定させるため不足するとイライラや怒りっぽさ、不眠の原因に
	マグネシウム	心臓の筋肉の動きをよくし、心疾患を予防。カルシウムの血管壁への沈着を防ぐ
	リン	骨や歯のほか、リン脂質となって脳をつくる。不足は歯槽膿漏や腎臓結石の原因になる
微量ミネラル	鉄	赤血球の必須成分。脳や体に酸素や栄養を供給し、疲労を防ぎ、体全体の機能を高める
	亜鉛	細胞の新生を促進し、傷の回復を早め、味覚を正常に保つ。インスリンの構成成分
	銅	鉄の利用を助け貧血を予防。コラーゲン生成に関わり、骨や血管壁を強化する
	マンガン	骨の形成に不可欠。記憶力を高め、タンパク質の合成やエネルギーづくりに働く
	ヨウ素	甲状腺ホルモンをつくる材料。精神活動を活発にし、基礎代謝を高め、発育を促進
	セレン	酸化（老化）を遅らせ若さを保つ。発がん抑制、免疫強化、更年期障害の症状を改善
	クロム	インスリンの働きを強化し糖質の代謝を促進。動脈硬化や高血圧を予防
	モリブデン	糖質や脂質のエネルギー代謝を助ける。鉄の利用を高め貧血を予防、改善

通常の食事で不足の心配はないミネラルもあるが、不足や過剰摂取に注意が必要なミネラルもある。

るとますます隠れ貧血の可能性が高まります。

隠れ貧血が関わる病気のひとつに「脳出血」があります。鉄分と結合しているタンパク質のフェリチンが少ないということは、鉄分だけでなくタンパク質も少ないということ。血管の強度や柔軟性に関わるタンパク質が少ないと、脆弱《ぜいじゃく》になった脳の血管がパーンと切れてしまう危険があるのです。

フェリチン値は一般的な血液検査では調べないため隠れ貧血は見逃されてしまいます。健康診断でヘモグロビンが減少した本格的な「貧血」と診断されたときには鉄不足はかなり深刻で、倦怠感や疲れやすさのほか、イライラ、うつ、不眠、冷えなど、あらゆる不定愁訴に見舞われているはずです。60歳を過ぎての不定愁訴は、更年期障害と「鉄分不足」の合わせ技になっている可能性があるのです。

今後さらに年齢を重ねていけば、鉄分不足による貧血だけでなく、加齢で血液をつくる能力が落ちて引き起こされる「老人性貧血」も念頭に置かねばなりません。

「酵素」という仕事人も必要

ここで少しおさらいをしましょう。

健康な心身をつくるための材料が「コンクリート＝タンパク質」。

そして、タンパク質を加工するための道具が「ビタミン」「ミネラル」。

材料と道具がそろいましたが、このふたつだけでは健康な心身をつくるには不十分。もうひとつ欠かせない存在が、材料と道具を使いこなす「仕事人」です。仕事人にあたるのが「酵素」で、「消化酵素」と「代謝酵素」があり、体内の活動すべてに酵素が関わっています。

栄養素の消化吸収に関わる消化酵素には、タンパク質を分解する「プロテアーゼ」、糖質を分解する「アミラーゼ」（唾液に含まれる）、脂質を分解する「リパーゼ」（膵臓から分泌される）などがあります。代謝酵素は次のような役割を担っています。

①新陳代謝促進（吸収された栄養素を細胞に届ける）
②有害物質除去（有害物質を汗や尿などで排泄《はいせつ》する）
③免疫力アップ（免疫細胞を活性化させる）

体のなかに存在する酵素は約５０００種類といわれています。これほどの数になるのは、酵素が「一人一役」だから。一人の仕事人（酵素）が担当できる作業はひとつの化学反応だけで、別の酵素が代役を引き受けることはできません。例えば、指定難病のひとつである「フェニルケトン尿症」は、必須アミノ酸のフェニルアラニンをチロシンという別のアミノ酸に変える酵素の働きが弱いために発症します。また、アルコールを分解できるアルコール分解酵素という仕事人を持っていない人は、アルコール分解に必要な栄養素をいくら摂っても、アルコールが飲めない体質のままです。別の仕事人では変換の作業を請け負うことはできないからです。

60歳からは酵素を節約しましょう。代謝酵素の節約には、トランス脂肪酸や食品添加物などの有害物質を摂らないこと。消化酵素の節約には、食べ物をよく噛んで細かくし消化の負担を軽減すること。さらに食物が持つ酵素を活用しましょう。消化酵素も代謝酵素も体のなかでつくられる「体内酵素」。これに対して「体外酵素」と呼ばれるものが食物に含まれる「食物酵素」です。

食物酵素が豊富なのは発酵食品（納豆、みそ、しょう油、漬物など）。ただ、添加物が多いと有害物除去のために代謝酵素が無駄遣いされるので注意してください。また、生の野菜、生の果物、生魚も酵素が豊富です。

【まとめ】60歳からの不調の原因はタンパク質不足？

□タンパク質（コンクリート）、タンパク質を利用するために必要なビタミン、ミネラル（道具）を摂る。

□酵素（道具を使いこなす仕事人）は発酵食品と生の食品で補充。

↓

□食べたものが身になり低栄養状態（体力低下、免疫力低下）が改善。

《コラム》ミネラルの吸収を妨げる緑茶は控えるべき？

ミネラルの吸収を妨げるものとして、緑茶の「タンニン」や玄米の「フィチン酸」があります。確かにミネラルを阻害する作用はありますが、私としては緑茶の健康効果を優先してもよいのではないかと考えています。コロナ禍では緑茶に含まれる「エピガロカテキンガレート」の抗ウイルス作用が注目されました。「カテキン」は虫歯や口臭を予防するほか、コレステロールや血糖を下げる作用もあります。

友人のご両親はかなりのご高齢ですが、大変お元気。食後に急須《きゅうす》で丁寧に入れた緑茶を飲むのが習慣だそう。栄養指導をしているご高齢の患者さんでも緑茶を愛飲している方は多く、ご様子からして、さほどネガティブに捉えなくてもよい印象があります。

心配なのは緑茶の残留農薬のほうですが、これも無農薬のお茶を選べば安心できます。産地や無農薬にこだわると、ちょっとお高くなりますが、緑茶、紅茶、コーヒーなどは、糖質やアルコールと同じ「嗜好品」です。安いものをガブガブ飲むのではなく「良質なものを少量楽しむ」。これが60歳からの楽しみ方です。

さて、昔から朝の梅干しは「その日の難逃れ」といわれてきました。夏バテや風邪予防、日頃の健康増進のため、緑茶に梅干しを加えるのもごく普通のことでした。高血圧を気にする方は梅干しを敬遠しがちですが、ミネラルたっぷりの「天然塩」であれば問題視する必要はないのでは、と考えています（程度問題ですが）。

「それだけしか摂らない」「大量に摂る」のでなければ、緑茶も梅干しもさほど神経質にならずに「良質なものを少量楽しむ」で問題ありません。ただし、病気治療中で服用している薬との兼ね合いから医師に止められているなら、その指示に従ってください。

味と香りを楽しみながら心身を整えられるハーブティー

1日に必要な水分量は2・5ℓ。内訳は「食事1ℓ+体内でつくられる0・3ℓ+飲料1・2ℓ」といわれています。ただ、緑茶などのカフェイン入り飲料は利尿作用があるため水分補給としては不向き。

とはいえ、ただの水では味気ない。味があるもの・香りがあるものを楽しみたいですよね。私もそのタイプなので最近ではハーブティーに凝っています。

良質な睡眠に誘うカモミールティー、消化吸収を助けるミントティー、花粉症予防が期待できるルイボスティーなど、ご自分の体調や好みに合わせて楽しんでみてください。

骨粗鬆症はカルシウムだけでは防げない！

骨のなかでは古くなった骨が吸収される「骨吸収」と、新しい骨が形成される「骨形成」が繰り返されています。骨吸収と骨形成のバランスが崩れ、骨吸収が進んでしまうと骨量が減って骨がスカスカになる「骨粗鬆症」となり、転倒などで骨折しやすくなってしまいます。骨折しやすいのは背骨、手首、大腿骨頸部《だいたいこつけいぶ》（太ももの付け根）。大腿骨頸部の骨折は入院手術が必要になり、寝たきりや認知症につながるおそれもあります。

自覚症状がないまま静かに進行し、骨折してはじめて気がつくケースがほとんどですが、軽度から重度では次のような症状が見られます。

○骨粗鬆症の症状（軽度→重度）

□立ち上がるときなどに背中や腰が痛む。→背中や腰が激しく痛み寝込む。
□重いものを持つと背中や腰が痛む。→転んだだけで骨折する。
□背中や腰が曲がってくる。→背中や腰の曲がり方がひどくなる。

■ 年齢と閉経に伴う骨量の変化（概念図）

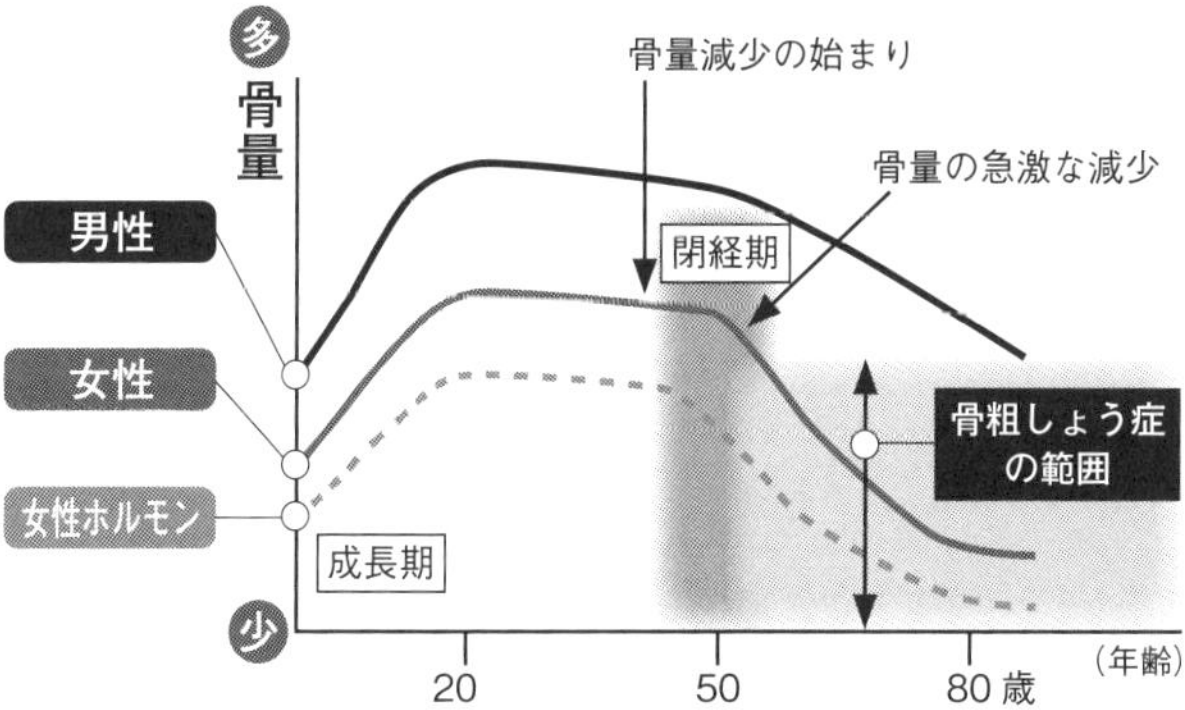

（「骨粗鬆症財団」ホームページより）

骨量が増えるのは成長期の期間だけ。男性は 18 ～ 20 歳頃、女性は 15 ～ 18 歳頃をピークに骨量は減っていく。

□身長が縮んでくる。→身長の縮みがかなり目立つようになる。

骨量は20歳前後をピークにどんどん低下していきます。女性ホルモンのエストロゲンは骨形成を促し骨吸収を抑える働きがあるため、閉経後の50代から女性は骨量が減少して骨粗鬆症のリスクが上がります。男性は女性に比べて骨が太く丈夫なため骨量もみっしりとあり、女性のようにホルモンの急激な変化にさらされることはありませんが、60歳以降の食事や運動、生活習慣によってそのリスクが上昇します。

男女ともに栄養面ではタンパク質、カルシウム、マグネシウム、ビタミンD、ビタミン

Kの不足が原因となります。

「骨の栄養＝牛乳」の落とし穴

さて、骨粗鬆症といえば「カルシウム」、カルシウムといえば「牛乳」とばかりに、骨粗鬆症対策で牛乳を常飲している方は多いと思いますが、気になる研究報告もあります。

アメリカのメリーランド大学の調査では、牛乳の摂取量が多いほど骨折率が高いという結果が出たそうです。

1946年から2021年までの観察データを解析したところ、牛乳の摂取と大腿骨骨折には関連が見られませんでした。牛乳をまったく飲まない人と比較したところ、骨折リスクが最も高かったのは1日400gを摂取する人で、リスクは15％も高かったそうです。

もう少し詳しく見てみましょう。

・牛乳の摂取量が1日400gまでの場合
　→骨折リスクは200g上昇するごとに7％上昇。
・牛乳の摂取量が1日400gを超えた場合

↓まったく飲まない群と比較すると700gに達するまでリスクは上昇する。

ただし、ヨーグルトと発酵乳、チーズについては逆の結果になっています。

・ヨーグルトと発酵乳の1日の摂取量が250g増加するごとに
↓骨折リスクは15％低下。
・チーズの1日の摂取量が43g増加するごとに
↓骨折リスクは19％低下。

乳製品を何代にもわたって摂取し続けてきたアメリカでの調査結果ですから日本人にピッタリ重なるとは限りませんが、そもそも日本人は牛乳に含まれる乳糖を分解する酵素を持たない人が多いのです。牛乳を飲む歴史が浅い日本では乳糖分解酵素という仕事人が必要ありませんでした。仕事人なしに牛乳を飲んでも有効活用は難しく、お腹がゴロゴロするだけの牛乳に健康効果があるのかというと疑問符がつくところ。

「お腹がゴロゴロしないなら、カルシウム補給のために牛乳を飲んだほうがいいんじゃないの？」と思う方もいるかもしれませんが、ここにも問題があります。牛乳だけを飲んでもマグネシウムがないことには骨を構成することはできず、カルシウムしかない牛乳を体に入れ続けると、マグネシウムが足りなくなってしまいます。

筋肉の働きに関わるマグネシウムの不足で筋肉がつる（こむらがえり）などはまだマシで、不整脈や心筋梗塞を起こし、極端な状態では心臓が止まることさえありうるのです。

では、骨を丈夫にするためのカルシウムは何から摂ればいいのか？ 78〜79ページのミネラルを多く含む食品を見ていただくとわかるように、イワシの丸干しや出汁《だし》をとる煮干しなどの骨ごと食べられる魚、また、海藻や大豆製品もよいでしょう。これらはカルシウムとマグネシウムが両方入っているからです。

これらの食材は、いずれも和食ではお馴染《なじ》みのものばかりです。やはり、日本人の健康のためには何世代にもわたって食べられてきた伝統的な和食が最適といえます。

さて、カルシウムとマグネシウムのように、ペアとなって働くミネラル同士を「ブラザーイオン」といいます。銅と亜鉛、カリウムとナトリウムなどもブラザーイオンです。

ミネラルには体にマイナスとなる「有害ミネラル」も存在し、体のなかの必須ミネラルは有害ミネラルの排出にも作用します。共に協力する「ブラザーイオン」だけでなく、有害ミネラルとそれらを排出するミネラルも、ある意味、「セットで働く（反応する）」といえるでしょう。

共に働く仲間があぶれることのないよう、また有害ミネラルの排出のためにも、ミネラルという仕事人をバランスよく多数そろえておくことは重要なのです。

骨の材料となる栄養素

丈夫な骨をつくるために牛乳がプラスにならないのは、骨をつくるために必要な栄養素がそろっていないからです。栄養素は単体で働くのではなく互いに作用しながら力を発揮します。骨をつくるために必要な栄養素には次のようなものがあります。

○タンパク質

摂取したタンパク質は分解合成されてコラーゲンとなり、血管、臓器、皮膚、そして骨とあらゆるところで利用されます。骨の主成分はコラーゲンであり、その材料のタンパク質は丈夫な骨をつくるために必須です。

○マグネシウム

前述のようにカルシウムのブラザーイオンとして、カルシウムとともに骨や歯の構成成分となり、骨の代謝を正常に保つ働きがあります。ストレスが多いと尿となって排泄されてしまうので、大豆製品、海藻、小豆《あずき》などで補充しましょう。

○リン

リンはカルシウムの次に体内に多く存在するミネラルで、カルシウムやマグネシウムと結びついて骨や歯をつくっています。一般的な食生活を送っていれば不足することはありませんが、ビタミンDの不足、栄養不良、薬剤の使用などの影響で利用率が低下することがあります。

○亜鉛

骨はコラーゲンを主成分として、カルシウムとリン酸、そしてマグネシウムでできています。亜鉛はビタミンCとともにコラーゲンの生成に必要です。

〇コンドロイチン硫酸

タンパク質と結びついて各臓器に存在し、カルシウムの代謝・骨の成長に関わり、関節の軟骨を守る効果も期待されています。鶏皮、鶏の軟骨、牛、豚のほか、納豆やオクラといったネバネバ食品に多く含まれます。真皮のコラーゲン層を丈夫にすることから肌にもプラスになると考えられています。

〇ビタミンC

骨の主成分となるコラーゲンの合成に働きます。骨のほか、血管、皮膚、粘膜のコラーゲン形成にも関わっています。白血球を活性化させるので、風邪や感染症の際には免疫力を上げるためビタミンCを積極的に補給しましょう。

〇ビタミンD

カルシウムやリンの吸収を促進して骨量を保ち、折れにくい骨をつくります。補充に最適なのは「魚」です。

○ビタミンK

骨へのカルシウムの取り込みを助けて石灰化を促すほか、骨からのカルシウムの流出を抑制してしっかりした骨づくりをサポート。納豆、海苔、ワカメに多く含まれます。抗生物質の長期服用でビタミンKを活性化させる酵素の働きが低下することがあります。

○ビタミンB_{12}、葉酸

コラーゲン繊維を規則正しく配列して適度な弾力を保ちます。

骨密度が高いのに骨折する人が多い理由

骨粗鬆症のリスクを計る指標のひとつに「骨密度」があります。骨密度検査とは骨を構成するカルシウム、リン、マグネシウムなどのミネラル成分がどれだけ骨に詰まっているかを調べるものです。骨密度が高いほどミネラルが詰まっているので丈夫な骨のようですが、それでも骨折するケースがあります。

実は、骨の強度を決めるのは骨密度と「骨質」です。では、骨質とはなんでしょうか？それがコラーゲンです。

■ 骨が鉄筋コンクリートの建物だとしたら

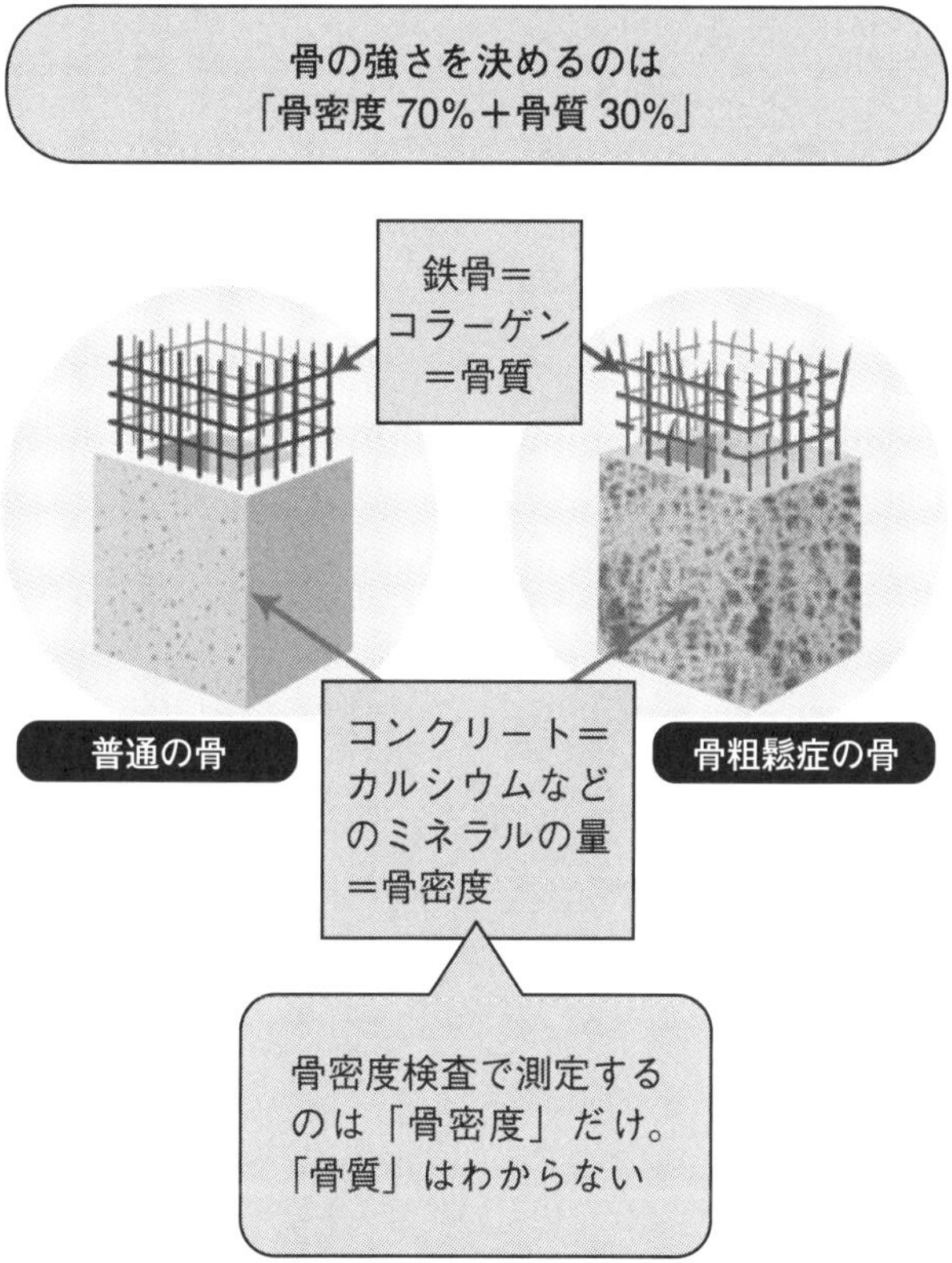

鉄筋にあたるコラーゲンが骨質を決め、コンクリートにあたるカルシウムなどのミネラルが骨密度を決める。骨密度と骨質の両方が骨の強さ（建物の強度）を決める。

骨を鉄筋コンクリートの建物だと考えてみましょう。鉄筋はコラーゲン、コンクリートはカルシウムなどのミネラルにあたり、鉄筋とコンクリートがしっかりしていないと建物の強度は保てません。骨密度（コンクリート）が詰まっていても、鉄筋であるコラーゲンの質が悪ければ骨折だって起こります。骨の強度は骨密度70％、骨質30％で決まるといわれているのです。

鉄筋であるコラーゲンはタンパク質なので、体内の糖と結びつくと糖化を起こし弱体化します。ミネラルが詰まって骨密度が高くても、コラーゲンが糖化してしまうと骨の強度は低下し、骨折リスクを負うことになるのです。

さて、ここで牛乳の話に戻りましょう。牛乳はカルシウムは豊富でも、カルシウムと結合するマグネシウムを含んでいないため、骨密度を上げず骨粗鬆症予防にはならないと説明しました。

もうひとつの牛乳のデメリットが乳糖です。牛乳瓶1本分の乳糖は角砂糖2個分にあたります。つまり、体内の糖化を進めるおそれがあるのです。「骨粗鬆症予防に牛乳」と信じて常飲していると骨の劣化をもたらしかねません。反対に、乳糖も含めた糖質を制限することはコラーゲンの糖化を抑え、骨粗鬆症予防にもつながるといえます。

【まとめ】60歳から丈夫な骨のために「牛乳」よりも「豆腐とワカメのみそ汁」を

□牛乳は骨をカルシウムとともに働くマグネシウムがない。

□カルシウムなどのミネラルを増やしながら、コラーゲンをしっかりつくって骨質を上げることも大事。

□骨を強くする栄養素が豊富な和の食材を活用。出汁に使った煮干しも一緒に摂れる「豆腐とワカメのみそ汁」はおすすめ。

第4章

60歳からは「いい油」を味方につける

「油は体に悪い」は古い健康常識

前章の「牛乳は骨粗鬆症予防につながらない」という内容に驚いた方も多いかもしれません。何といっても現代の60歳前後の方々は最新の栄養学に触れる機会がなかった方も少なくないはず。そんな古い栄養学の知識で牛乳と並んで誤解されているのが「油」です。「脂質はカロリーが高いから太る」というイメージがあるようですが、人間を太らせるのは糖質です。脂質は体重増加には大きく関係しません。

まず意識を変えていただきたいのが「脂質では太らない」ということ。脂質はタンパク質と並んで生命維持に不可欠な必須栄養素です。

読者の皆さんにはふたつの点から脂質を積極点に摂っていただきたいと思います。まずひとつ。糖質制限をすると糖質からエネルギーを得ることができません。糖質の代わりのエネルギー源として脂質を摂ってください。ふたつめは心身の健康のため。脂質は細胞膜の材料となり血液やホルモンの合成にも関わっているのです。

ただし、油なら何でもいいのではありません。60歳からはどんな種類の油を避け、どんな種類の油を選ぶべきか、本章で考えていきましょう。

ポイントは「動物性」か「植物性」かではない

古い栄養学では「油はカロリーが高いから太る」として、「やせるためにはカロリー制限」「油をカットしたらヘルシー食」と指導していました。こうした流れから「油は油」とひとくくりにしていたり、分類するにしても「動物性」「植物性」とざっくりとした分け方で魚油まで動物性だと摂取をためらう方もいます。

しかし、「油＝脂肪酸」の性質を決めるのは動物性や植物性といった原料ではなく、その「組成」。油を組成で分類すると「飽和脂肪酸」と「不飽和脂肪酸」になります。

○**飽和脂肪酸**（肉、バター、ココナッツオイルなど）
肉の脂肪や乳製品に多く含まれる。常温で固体になる。

○**不飽和脂肪酸**（オリーブオイル、ベニバナ油、亜麻仁《あまに》油、えごま油、魚油など）
魚や植物に多く含まれる。常温でも液体の状態。

飽和脂肪酸と不飽和脂肪酸は、次ページの図で示したように分子構造が異なり、その違いから飽和脂肪酸は固体で、不飽和脂肪酸は液体で存在します。飽和脂肪酸は動物性の脂（肉、バターなど）で、「太る」「コレステロールが上がる」「血液がドロドロになる」と悪いイメージがついていますが、健康にマイナスになることはありません。

植物が育たない北極に住むイヌイットは動物性タンパク質（アザラシ、北極グマ、イルカ、イワナ、ライチョウなど）しか摂取していませんが、いずれもすべて利用し尽くすのが流儀。彼らの血液がドロドロかというと逆で、血中にはＤＨＡ、ＥＰＡが豊富。動脈硬化とは無縁どころか、血液がサラサラ過ぎて流血するような怪我《けが》を負うとなかなか血が止まらないほどだそうです。

現代日本の食生活においても昔ながらのラードで揚げるトンカツは問題がなくて、体に害悪となるのは不飽和脂肪酸の「加熱した液体の油」や「酸化した液体の油」のほうなのです。

では、不飽和脂肪酸を詳しく見ていきましょう。不飽和脂肪酸には「多価不飽和脂肪酸」と「一価不飽和脂肪酸」があり、多価不飽和脂肪酸であるオメガ3とオメガ6は、健康食

■脂肪酸の種類

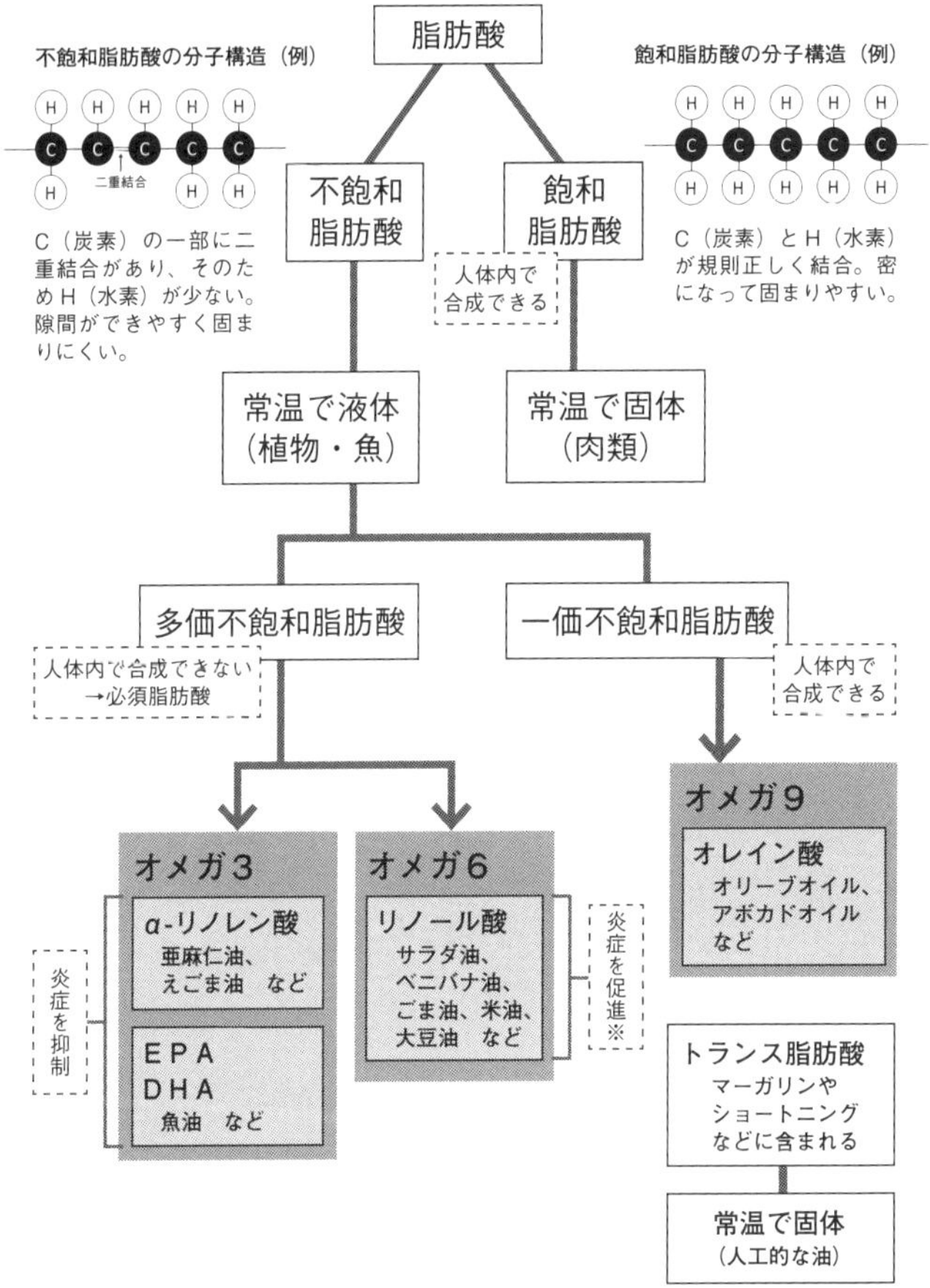

タンパク質と並んで必須栄養素である脂質。人体で合成できない多価不飽和脂肪酸（必須脂肪酸）であるオメガ3とオメガ6は食品から摂る必要がある。

※オメガ6のリノール酸は炎症を抑制する物質もつくるが、摂りすぎると炎症を促進する物質が多くなる。

品のCMなどでも見かけることが多くなったのでご存じの方も多いでしょう。

重要なのは体内の脂肪酸バランス

オメガ3とオメガ6はシーソーの関係にあり、片方だけを摂っているとバランスが崩れてしまいます。白血球を活性化させるオメガ6が増えすぎると、白血球が病原菌だけでなく健康な細胞まで攻撃するようになります。攻撃で傷ついた血管はコレステロールが付着して動脈硬化、脳卒中や心血管疾患リスクが上昇。また、体内で炎症を引き起こし、アレルギー疾患にもつながります。

白血球の過剰な作用を落ち着かせ、炎症や血栓を抑制してくれるのがオメガ3ですが、魚を食べる機会が少ないとオメガ3は減っていきます。一方、オメガ6系の油は揚げ物や炒め物など使用頻度が高いため、現代日本の食生活では過剰になる傾向があります。意識しないと増えていくのがオメガ6、意識しないと減っていくのがオメガ3なのです。

オメガ3系の油のα-リノレン酸は、体内でDHA、EPAに変換することもできます(109ページ~参照)。ただ、日本人は変換酵素を仕事人として持っている人が少ないので、オメガ3を増やしてオメガ6とのバランスを取るには魚を食べたほうが確実です。

どんな油を摂るかで体も脳も変わる

自生したどんぐり、ハーブ、きのこなど豊かな恵みを存分に食べたイベリコ豚は、軟らかで口溶けのよい肉質で高級食材として知られています。どんぐりを食べたイベリコ豚の体内はオレイン酸が豊富。オメガ9のオレイン酸はオリーブオイル、アボカドオイルなどの植物油に豊富で、イベリコ豚は「足の生えたオリーブの木」の別名があります。

オリーブにたとえられるイベリコ豚はオレイン酸豊富な「オレイン酸リッチ」な状態。人間と豚の油の代謝機能はほぼ同じなので、イベリコ豚を食べた人間もまたオレイン酸リッチになり、その影響でLDL（悪玉）コレステロールが減少すると考えられています。これは人間の体が食べたものの影響を受けていることを示す、わかりやすい例でしょう。

さて、オメガ3のEPAも体に変革を起こします。株式会社ニッスイの研究でEPAが赤血球の細胞膜の質を上げ、アスリートのパフォーマンスを向上させることがわかりました。

赤血球は血管の直径に合わせて自身を変形させて血管を通り抜けます。EPAの作用で細胞膜の柔軟性が向上した赤血球は、いかようにも変形して細い血管も通り抜けられるようになり、体のすみずみまで酸素を届けられるのでアスリートの能力が高められるのです。

ＥＰＡと同じくオメガ3のＤＨＡは脳の細胞膜の質を上げてくれます。人間の脳の乾燥重量の約50～60％は脂質です。脂質のうち半分は神経細胞を保護するコレステロール、半分は情報伝達がスムーズになるように神経組織を活性化させるＤＨＡなどです。

脳の神経細胞は１０００億を超えるともいわれ、１０００億の神経細胞を包む細胞膜の材料が脂質です。ＤＨＡは脳の神経細胞の細胞膜の柔軟性を高め、神経ネットワークの形成を促すので、学習能力や記憶力が向上し、集中力を高めます。

もしも「無人島にひとつだけ食品を持っていけるとしたら？」と聞かれたら、私は迷わず「サバ缶！」と答えます。オメガ3のＥＰＡとＤＨＡ、そして良質なタンパク質も豊富なスーパー食材。イベリコ豚と違って持ち運びも簡単です。

コレステロールは本当に悪者なのか？

「コレステロール＝悪」は、60歳前後の人に刷り込まれた根深い誤情報のひとつ。人体にはコレステロールを含め、中性脂肪、リン脂質、遊離脂肪酸の4種類の脂質が存在し、コレステロールは、ホルモンや細胞膜の材料、脂肪の消化吸収に必要な胆汁酸の形成、髪や皮膚の美しさを保つために使われます。もしコレステロールが減りすぎてしまうと、髪や皮膚はカサカサになり、細菌に感染しやすくなるほか、血管の細胞が劣化して脳出血などの危険が高まります。

これほど人体の健康に不可欠なはずのコレステロールなのに、悪者になってしまったのは、「卵を1日1個食べるとコレステロールが上がる」という研究結果が広まったから。

しかし、この研究はウサギを使ったものであり、草食動物のウサギには卵を消化吸収する能力が備わっていなかったためコレステロールが上がってしまったのでした。人間に当てはめて「卵は危険」と避ける必要はないのです。

ウサギと違って雑食の人間はというと、卵を1日1個食べた程度ではコレステロールに大きな影響はありません。コレステロールは人体にとって欠かすことのできない大事な物質なので、不足しないように肝臓でコレステロールを合成しているほどです。

ただし、不足がよくないように、コレステロールが過剰な状態も問題です。肝臓のコレステロールを全身に運ぶLDLコレステロールは、全身にコレステロールを蓄積させるので「悪玉」。血管壁にたまったコレステロールを肝臓に運ぶHDLコレステロールは、たまったコレステロールを回収することから「善玉」と呼ばれますが、LDLコレステロールはいつも「悪玉」として悪さをするわけではありません。悪玉と善玉のバランスが崩れて悪玉優勢になった状態から悪さが始まります。

手始めが脂質異常症です。脂質異常症は血液検査で診断されますが、はっきりした症状があるわけではないため、なかなか深刻には受け止められないようです。しかし、食事や運動といった生活習慣を改善しない限り、肥満、高血圧、動脈硬化、糖尿病、脳卒中、心疾患と、トラブルは増えるばかりです。

とくに脂質異常症と肥満の両方を指摘されたら要注意。肥満は体内の酸化を進めてコレステロールの悪玉化に拍車をかけてしまいます。

閉経後の女性はコレステロールが上昇しますが、多少上がってもＬＤＬ（悪玉）コレステロールとＨＤＬ（善玉）コレステロールの比率、中性脂肪の数値、肥満の有無を総合的に判断して薬を使わない医師も増えてきました。

栄養指導では、コレステロールは確かに少し高いけれど、高いことが問題ではなく、善玉・悪玉の比率と肥満の有無が要点であることを伝えます。そのうえで、悪玉化を後押しする酸化した油を避けながら、善玉とのバランスをとるためにＬＤＬ（悪玉）コレステロールを下げるオメガ3系のＥＰＡ、ＤＨＡの摂取をすすめます。

毒をもって毒を制す。油をもって油を制す。コレステロールの悪玉化にストップをかけるのはオメガ3のEPAとDHAなのです。

【まとめ】60歳から油を「味方」につける方法
□「動物性」「植物性」で油の質を判断しない。
□オメガ3とオメガ6をバランスよく摂る。
□コレステロールの悪玉化はEPAとDHAで解決。

《コラム》食べ物を「自然か不自然か」という視点で考える

栄養学の教科書には、例外なく「必須脂肪酸がないと生命維持ができない」と書かれています。では、交通網が発達していなかった時代の日本では、魚を食べることが難しい内陸部でオメガ3不足が蔓延《まんえん》し、アレルギー、血栓、血行不良、うつなどが頻発していたのでしょうか? 実際には魚油を摂取できない代わりに、亜麻仁、えごま、クルミで補っていたのではないかというのが私の見立てです。

オメガ3系のα-リノレン酸は、体のなかに入ると酵素の働きによってDHA、EPAに変換されます。α-リノレン酸を含む、亜麻仁、えごま、クルミは日本では海から遠く離れた地域に自生しており、当然、近辺の人々は日常的に食べていたでしょう。イランの山岳地帯のクルミ、韓国やモンゴルは亜麻仁やえごまなど、魚はなくともDHA、EPAの供給源はあったのです。

ただ、α-リノレン酸をDHA、EPAに変換する酵素を持っていない人もいるので変換酵素を持つ人だけが生き残ったと考えられます。

自然に近い形で食べれば酸化リスクが少ない

オメガ3系のα-リノレン酸を含む、亜麻仁、えごま、クルミなどの種はいずれも周囲は硬い材質で覆われています。それは魚が鱗《うろこ》で自らの油の酸化を防ぐのと似ています。

油というものはどうしても酸化しやすいので、自然界に存在する油は自らの酸化を防ぐ対策を取っています。油を熱したり、時間が経ちすぎてから食べたりといったことを避け、自然に近い形で食べることで酸化を防げます。自然界の油に、いい油も悪い油もないはずなのです。

こんな油は「摂ってはいけない」

日本の家庭で調理に植物油が使われるようになったのは第二次世界大戦後のことです。食糧不足の日本では国民の多くが低カロリー状態にありました。活動に必要なカロリーを補充するには油を使った料理が有効であるとの考えから、植物油を使って調理をする「フライパン運動」が始まったのでした。

運動がスタートした当時はフライパン料理を広めようにも、そもそもフライパンを持っていない主婦が多かったということです。植物油を使って野菜や肉を炒めたり、炒め煮にしたりといった調理法は、戦前の日本では一般的ではなかったのです。

「サラダ油」の正体

フライパン調理が浸透するとき一緒に広まった「植物油」ですが、そもそも油を液体で摂るのは不自然なことです。なたねや米、大豆などの植物原料が持っている油を溶剤を用いて液体にした時点で酸化が始まっています。瓶詰めにして輸送して商品棚に並べてと、しょっちゅう揺らされていると、酸化は進む一方です。

サラダ油は炒め物や揚げ油でお馴染みですが、そもそも植物の種類すらわかりません。植物油に多く含まれるリノール酸は加熱すると、さらに酸化が進みます。スーパーの惣菜は揚げ油を繰り返し使ううえ、口に入るまでに時間も経過しているので何重にも酸化を進めてしまっています。

こうした油に比べて、オメガ3の魚油は魚として食べて摂取するので、油の酸化リスクが少ないといえます。魚は自身の油が酸化しないように鱗や皮で体を覆っています。鱗が取り除かれたり、断面が多いほど酸化が進み、タタキよりは刺身や切り身、切り身よりは冊《さく》、冊よりは尾頭《おかしら》つきと自然な形であるほど酸化は遅くなります。魚が苦手という方は、魚そのものではなく魚油が酸化したにおいが嫌なだけで、新鮮な魚だとおいしく食べられることもあります。

加熱した液体油の酸化リスク

油の酸化リスクを上昇させるのは「時間」と「高温」(高温調理)です。しかし、植物油を使った調理では、どちらも避けることができません。

炒め物や揚げ物に使われるサラダ油や植物油のリノール酸は非常に酸化しやすく、体内に入ると細胞膜を酸化させて「過酸化脂質」を産生します。過酸化脂質が発生すると周辺の細胞にも酸化が広がっていき、機能が低下した細胞が増えるとあらゆる弊害が引き起こされるのです。

血管内に過酸化脂質が蓄積すれば、動脈硬化、脳卒中、心疾患につながるほか、肌トラブルにもつながります。皮脂が酸化して過酸化脂質が発生すると皮膚のバリア機能が損なわれ、かぶれ、しわ・たるみ、アトピー性皮膚炎の悪化などがあらわれます。

細胞を変質させてしまう過酸化脂質は、確実に体に悪影響を及ぼし、アルツハイマー病やがんとの関連も指摘されています。日々の食事での植物油の摂り方によって、こうした種々のトラブルを招いてしまうのです。

ランチメニューは毒だらけ⁉

過酸化脂質と糖質を一緒に摂ってしまうと、過酸化脂質による細胞の劣化と食後高血糖による血管の劣化が同時に進んでしまいます。

これほどハイリスクな組み合わせなのに、唐揚げ定食、フライ定食、天丼、カツ丼など、ランチメニューには「過酸化脂質＋炭水化物」が実に多いのです。

麺類も要注意です。ラーメンライスはラーメンの麺とチャーハンライスだけを見ると「炭水化物＋炭水化物」ですが、チャーハンの炒め油の酸化があるので「過酸化脂質＋ダブル炭水化物」のメニューなのです。うどんとそばの糖質は同程度ですが、そば粉100％のそばは血糖値の上昇がゆるやかなので、食後高血糖で血管を傷めるリスクがうどんよりは軽減されます。とはいえ、天ぷらそばにしてしまうと、天ぷらの衣で台無しです。

外食だけでなく、中食やストック食品にも過酸化脂質のリスクは含まれています。とくにカップ麺、レンジでつくるパスタや、あんかけ焼きそばなどの「お手軽系」には、ほぼ過酸化脂質があると考えてよいでしょう。

「トランス脂肪酸」は人工的につくられた油

植物油を原料として人工的に合成された「トランス脂肪酸」は、使用を禁止している国もあります。自然界に存在しないトランス脂肪酸は、個人的には食品ではなく工業品と捉えており、可能な限り避けていくべきだと考えています。

なぜトランス脂肪酸の使用が制限されているかというと、トランス脂肪酸と動脈硬化、心疾患、肥満などとの関連が認められたためです。日本で禁止に至っていないのは、諸外国に比べてトランス脂肪酸の摂取量が少なく、健康に害を及ぼさないとの判断のようです。

しかし、その日本においても、トランス脂肪酸が認知症リスクを上昇させるとの研究結果もあります。久山町研究（29ページ参照）では、認知症のない高齢住民1600人を10年間、追跡調査しました。その結果、トランス脂肪酸濃度が上昇するにつれて認知症リスクも上がり、最大で1・6倍にも達したということです。

低糖質食品の陰に潜んでいる「トランス脂肪酸」のリスク

トランス脂肪酸を過度に摂っていると、動脈硬化、心疾患、肥満、そして認知症と、さまざまな健康被害を負うことになります。さらに、現代病ともいえるアレルギーへの関与も明らかになっています。糖質制限をしているうちに、花粉症、アトピーなどのアレルギー症状が改善することは珍しくありません。トランス脂肪酸は、バターの代用品であるマーガリン、ラードの代用品であるショートニングに含まれています。

マーガリンとショートニングは安価なうえに劣化が遅いため、市販のパン、ケーキ、お菓子などの製造に使われている「身近なトランス脂肪酸」。市販の「甘くて魅力的な糖質制限の対象食品」には、多くの場合、トランス脂肪酸が含まれているのです。

これらの食品は糖質制限をスタートすると口にすることはありませんから、含まれているトランス脂肪酸もシャットアウトすることになり、結果的にアレルギー症状も改善していくのです。

【まとめ】 60歳からはこの「油」を排除する

□細胞を劣化させる「加熱した液体油」。
□市販のパンやお菓子に含まれる「トランス脂肪酸」。

第5章

腸を元気にする「食物繊維」で長生き体質に変わる

腸内環境も「老化」する

腸内には善玉菌（ビフィズス菌、乳酸菌のフェカリス菌やアシドフィルス菌など）、悪玉菌（大腸菌［有毒株］、ウェルシュ菌、ブドウ球菌など）、日和見菌（大腸菌［無毒株］、連鎖球菌、バクテロイデスなど）、の大きく3つのグループが存在しています。

菌は1000種100兆個にも及ぶといわれ、多種多様な菌が織りなす腸内の様子を「腸内細菌叢《ちょうないさいきんそう》（腸内フローラ：flora ＝お花畑）」と呼びます。

日和見菌はその名の通り日和見主義で強いほうにつきます。善玉菌が増えれば善玉菌に、悪玉菌が増えれば悪玉菌の働きに加勢するのです。

年齢とともにビフィズス菌が減少してウェルシュ菌などの有害菌が増加するため、腸内環境が悪化して便秘になりやすくなります。悪玉菌がつくりだす有害物質が増加すると、全身の健康状態に悪影響が及びますが、とくに影響を大きく感じるのが「排便」です。

「食べる量、飲む量、動く量」の低下が便秘をもたらす

■ 年齢による腸内細菌バランスの変化

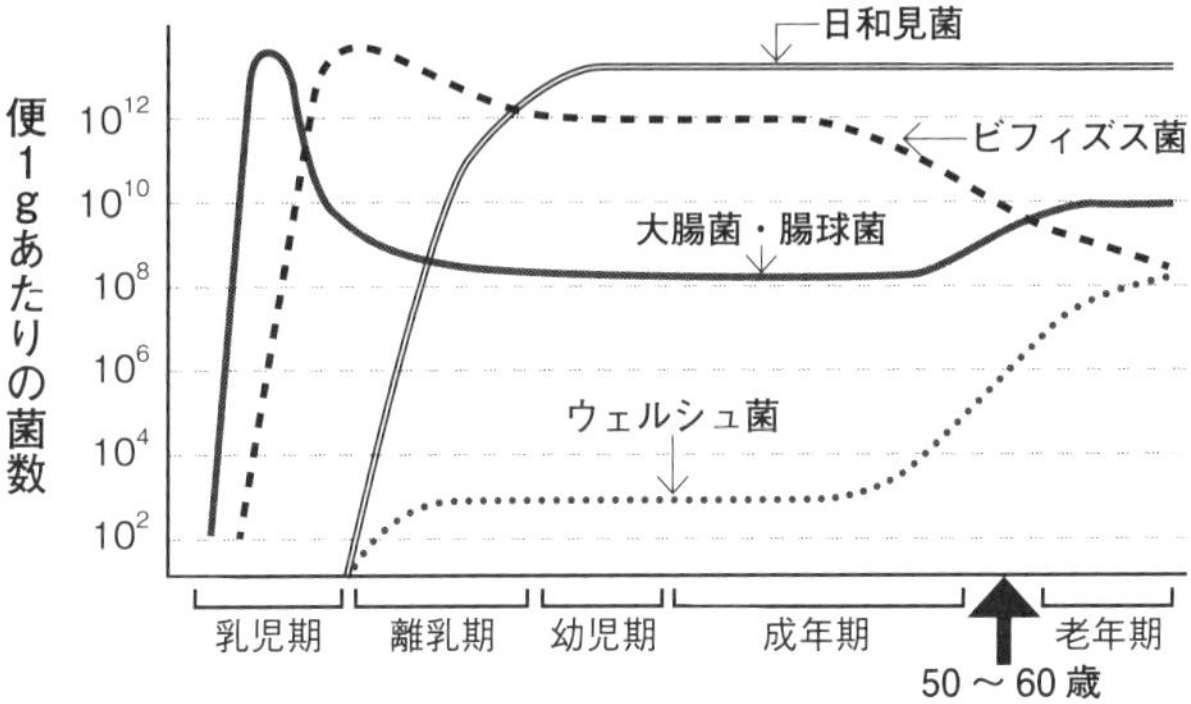

（光岡知足著『腸内フローラと食餌』より）

青年期の終わりからビフィズス菌が減り、ウェルシュ菌が増え始める。ウェルシュ菌よりはゆるやかだが、大腸菌・腸球菌も増加する。

年齢とともに若い頃にはなかった体の変化が訪れます。便秘もそのひとつで、ずっと快便だった男性でも、70歳を超えると人生初の便秘に悩むことが増えてきます。

腸内環境の悪化に加え、食事量の少なさも便秘の原因のひとつ。胃の弾力性が低下して大量の食べ物を胃に入れられないので、便になるための十分なカサになかなか達しないのです。これを「弛緩性便秘」といい、水分不足、運動不足も原因となります。

腸管の弛緩によって大腸の運動が低下し、蠕動《ぜんどう》運動が不十分で便を出せない弛緩性便秘では、腸内に長くとどまるうちに水分が腸に吸収されて便が硬くなり、排便時に痛みを伴うこともあります。

弛緩性便秘は食事量不足や水分不足に加えて筋肉量の低下が大きな原因で、若い女性、極端なダイエットを実行した人にも多く見られます。

「食べる量、飲む量、動く量」の減少が弛緩性便秘の誘因となるので、60歳からはここをしっかりクリアしておきましょう。「動く量」はウォーキングの目標歩数を後述しますので（186ページ参照）、ここでは「食べる量、飲む量」について考えていきます。

前に、1日に必要な水分量は2・5ℓ（食事1ℓ+体内でつくられる0・3ℓ+飲料1・2ℓ）だと述べました。食事から1ℓの水分を得るためには3食をしっかり食べることが基本ですが、糖質制限を始めたらちょっと注意が必要です。

米は60％が水分、食パンは約40％（トーストすると約30％）が水分なので、主食を減らす糖質制限では、より意識的に水分補給する必要があるのです。

タンパク質は大事ですが、糖質制限で主食をすべてタンパク質に置き換えると水分不足になる可能性があります。60歳からの糖質制限では、1食の満腹を「タンパク質半分、食物繊維半分」に置き換えて、主食で得ていた水分と食物繊維を補うようにしましょう。

「飲む量」については、まず飲料としてどれだけ水分を摂取しているのか（足りないのか）を確かめてみてください。ペットボトルに水を準備して実際に自分が1日にどれだけ水を

■ 年代別の便秘の有訴者率

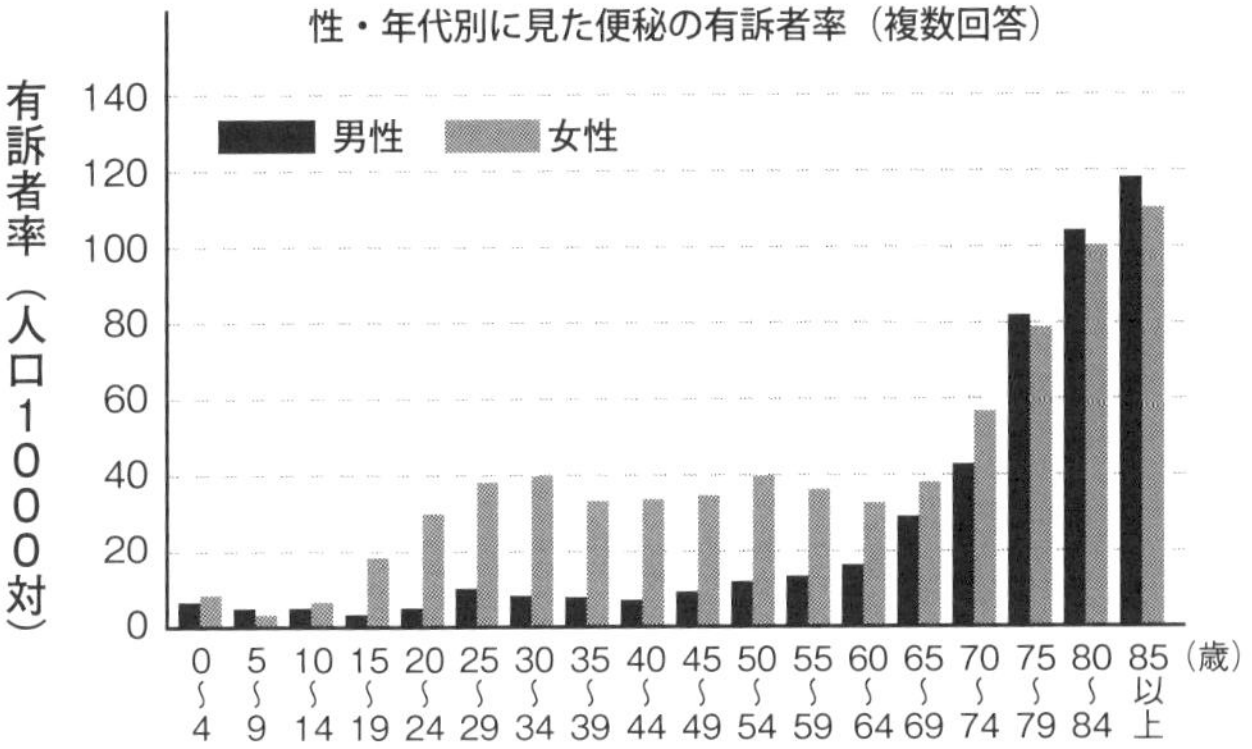

（「令和元年　国民生活基礎調査」厚生労働省）

女性は若い頃から便秘が多いが、65歳以降は男性も増加傾向にある。

飲んでいるのか調べて過不足を把握しましょう。

カフェインやアルコールは利尿作用を高めて水分補給には向きませんが、味や香りのない「ただの水」がどうにも飲みにくい方は、カフェインレスのコーヒーや紅茶、ハーブティー、麦茶などを試してみてください。

また、食事にみそ汁やスープをつけて水分摂取するのもよい方法です。朝食のデザートに旬の果物、3時のおやつに麹《こうじ》の甘酒（食物繊維で腸内環境を整える）などを加えてもよいでしょう。60歳からの糖質制限ならストイックになりすぎずに、プラスαのある自然な糖質なら適度に楽しんでいきましょう。気持ちが豊かになりながら水分補給もできるのなら何よりです。

60歳から気をつけるべき便秘のリスク

毎食後の人、1日1回の人、2日に1回の人など、排便の回数には個人差があるので「1日◯回が健康的な排便」とは言い切れないところがあります。ただし、排便の回数が減ったり、次のような状態があるようなら健康な排便とはいえません。あてはまる項目が多いほど「隠れ便秘」の可能性があります。

□排便してもお腹が張っている感じがある。
□ガスがよく出る。　□残便感がある。
□便が硬い。コロコロしている。　□排便に時間がかかる。

腸内環境の悪化、前述の弛緩性便秘のほかにも、年齢が上がると抱えやすい便秘リスクがあります。

○薬剤性便秘

60〜69歳の約半数がひとつ以上の薬を服用しているそうです。(「令和元年 国民健康・栄養調査」厚生労働省)、抗うつ薬、抗コリン薬(ぜん息、頻尿、パーキンソン病などの薬)、咳止め薬などは便秘を起こす可能性があります。

すべての薬が便秘の原因となるわけではありません。薬に便秘の副作用がないか処方時に薬剤師から説明があるはずなので、対処法についても聞いておきましょう。

○痙攣《けいれん》性便秘

大腸に痙攣収縮が生じ、連続して蠕動運動ができずに便秘になります。ストレスや環境の変化による自律神経の乱れが原因となります。60歳以降は社会との関わり方や家庭環境に大きな変化が生じやすいので、ストレスマネジメントを意識しておきましょう。今までの人生で得た経験や人脈がきっと役立つはずです。

○直腸性便秘

便が直腸に到達すると便意が生じて排便に至るのですが、習慣的に便意を我慢していたり、下剤や浣腸《かんちょう》を頻繁に使っていると便意を催さなくなります。

【まとめ】60歳からの糖質制限は便秘対策も一緒に
□普段の水分摂取量が1・2ℓに達しているか調べる。
□主食は「タンパク質＋食物繊維」に置き換える。
□果物や麹の甘酒などの良質な糖質を味方につけて、プラスα効果がある水分補給を。

健康長寿のカギは腸内細菌が握っていた！

緊張やストレスのために腹痛を起こした経験はどなたもあると思いますが、これは脳が察知したストレスが腸に伝わってしまうためです。同様に、腸が不調を抱えたときも情報が脳に伝わって脳は不安を感じます。

脳と腸が相互に影響を及ぼすことを「脳腸相関」といい、腸内環境が悪化すると脳を不安にさせてストレスを感じやすくなることがわかってきました。こうした働きから「第二の脳」と呼ばれる腸。その機能を左右する腸内細菌について研究が進んでいます。

健康長寿の高齢者に多い「酪酸菌」

京都府の京丹後市は日本有数の長寿地域として知られています。10万人あたりの100歳を超える長寿者の割合は約223人で全国平均の約3倍（2024年1月1日時点）。特筆すべきは、この地に住むご高齢の方々が寝たきりとは程遠いという点。日々、畑仕事や山仕事にいそしんでいる元気な方が多いというのですから驚きです。ちなみに116歳54日という男性の世界最高齢記録を打ち立てた木村次郎右衛門《きむらじろうえもん》さん（2013年逝去）も京丹後市のご出身でした。

健康長寿のメカニズム解明のため、2017年より京都府立医科大学の内藤裕二《ないとうゆうじ》教授は京丹後市の高齢者に関するデータを収集分析しています。糖尿病、認知症、フレイルはいずれも全国平均よりも低く、歩くスピードも速く、握力も強い「極めて健康な人たちの集団」とのことです。

大腸がんの罹患率《りかんりつ》が京都市に比べて2分の1以下であることに着目した内藤教授は、両市に住む65歳以上の高齢者51人の腸内細菌叢を遺伝子解析して比較しました。その結果、京丹後市の高齢者には善玉菌の「酪酸菌」が多いことがわかりました。

酪酸菌は食物繊維をエサにして「短鎖脂肪酸」を産生します。短鎖脂肪酸のひとつである「酪酸」は大腸のエネルギー源となり大腸の正常な機能を補助するほか、腸内細菌叢のバランスを整え、免疫の過剰反応を抑制してアレルギーや炎症を抑制。こうした効果が総合的に働いて大腸がん予防につながっていると考えられています。

さて、ちょっと前後しましたが「脂肪酸」についても触れておきましょう。

脂肪酸は鎖がつながった形状をしており、その長さから短鎖脂肪酸、中鎖脂肪酸、長鎖脂肪酸に分類されます。連なりが長いほど体内での代謝に時間がかかるため、長鎖脂肪酸より中鎖脂肪酸のほうが速やかにエネルギーとして利用できるのです。

中鎖脂肪酸と長鎖脂肪酸は食品から摂取できますが、短鎖脂肪酸である酪酸を摂取しても小腸で吸収されて大腸まで到達できません。短鎖脂肪酸を増やすために有効なのは食物繊維。食物繊維が、短鎖脂肪酸を産生する酪酸菌などの善玉菌のエサとなるからです。

さて、京丹後市の元気なお年寄りの食生活はというと、地産地消。ふるさとの海や山、畑の作物などを食べ続けた結果、豆類、イモ類、根菜類、玄米など、食物繊維をたっぷり大腸へと送り込めたのです。

アスリートにも「酪酸菌」が多かった！

浦和レッズでプレーし、日本代表にも選出された鈴木啓太《すずきけいた》氏は、引退後はアスリートの腸内環境を研究する会社を立ち上げました。サッカー、ラグビー、陸上、バスケットボールと、さまざまな競技のアスリートから集めた便は500人分1000検体。それらを精査した結果、短鎖脂肪酸を産生する酪酸菌が非常に多いことがわかりました。

酪酸菌の占有率は、一般人2〜5％のところ、アスリートは5〜10％と倍の差があったそうです。酪酸菌が産生する短鎖脂肪酸は持久力や筋肉の修復に関わっているため、アスリートのパフォーマンスに大きく影響することは知られていましたが、占有率の比較で実証されたといえます。

さて、一般人を対象とした調査でも、運動と短鎖脂肪酸の結びつきが明らかになりました。コロナ禍の在宅ワーク導入前後で腸内環境を調べてみると、在宅ワークで運動量が低下した人は酪酸菌が減少していたのです。こうした結果から、酪酸菌の増減には運動量が影響していると鈴木氏は結論づけています。

前述の京丹後市のお年寄りとアスリート。関連性がなさそうな両者は、片や農作業などで、片やスポーツで日々体を動かし、腸内には酪酸菌が豊富という共通点を持っていたのです。

腸内環境は「多様性」が大事

さまざまな食品から食物繊維を摂取することは腸内細菌叢を豊かにし、腸内環境を整えてくれます。腸内は特定の菌だけを増やせばいいのではなく、全体の調和と多様性が大事なのです。善玉菌によって好みの食物繊維は異なりますから、腸内の調和と多様性を保つためにさまざまな食材から食物繊維を摂取しましょう。多様なエサを摂取することで、多様な善玉菌を育てられるのです。

食物繊維には「水溶性食物繊維」（海藻類、大麦、果物など）と「不溶性食物繊維」（イモ類、豆類、こんにゃくなど）がありますが、どちらを優先すべきか？　との質問をよく受けます。

水溶性か不溶性かに分類されてはいますが、含有比率によってどちらかに分類されているだけで、実際には両方を含んでいるものがほとんどです。水溶性植物繊維を含む海藻を

■ 短鎖脂肪酸、中鎖脂肪酸、長鎖脂肪酸の特徴

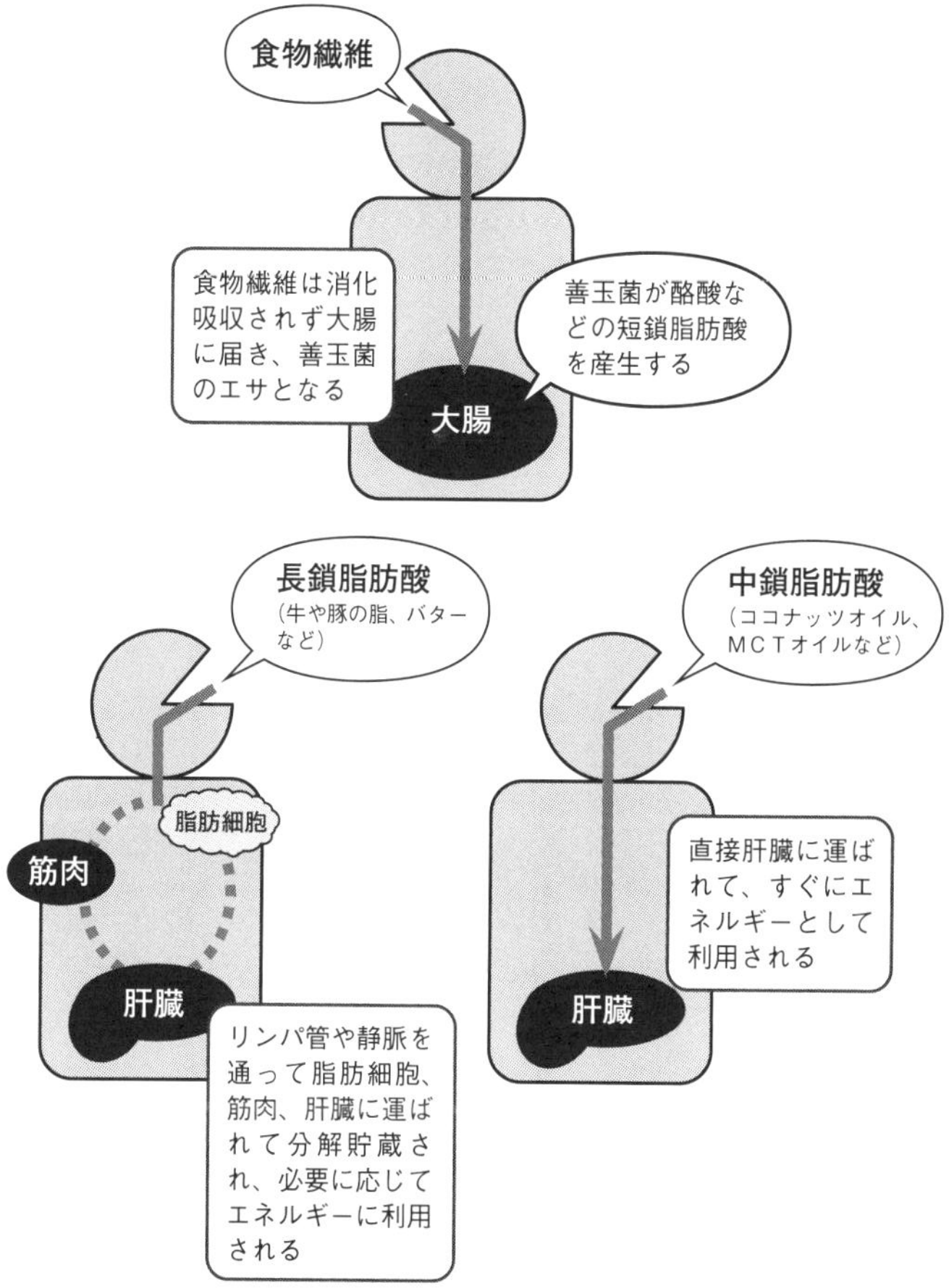

中鎖脂肪酸や長鎖脂肪酸は食品から摂取することができる。短鎖脂肪酸は食品にも含まれているが、大腸に届く前に小腸で消化されてしまい大腸に届かない。短鎖脂肪酸を産生する善玉菌のエサとなる食物繊維を摂取すると、大腸で短鎖脂肪酸の産生が促される。

食べていたら自ずと不溶性植物繊維も摂ることになるので、どちらを摂るかにはあまり神経質にならなくてよいでしょう。

食物繊維にプラスしてほしいのが善玉菌の乳酸菌を含む、熟成みそ、しょう油、麹、酢、甘酒といった「和の発酵食品」。乳製品に含まれるタンパク質は日本人にとってアレルギーリスクが高く、せっかく摂っても活用できないケースがありますが、和の発酵食品なら安心です。

【まとめ】60歳から腸内環境を改善する「酪酸菌」の育て方

□食物繊維を含む食品を満遍なく食べる。
□体を動かす人は酪酸菌が豊富！　適度な運動を日課に。
□和の発酵食品で善玉菌を増やす。

《コラム》「健康的な糖質制限」は意外と簡単！

ここまで、さまざまな栄養素のパワーと、食べ方のコツについて述べてきました。なるべく簡略化したつもりですが、代謝の話やたくさんの見慣れない単語の連続に、体にいい食べ方を実践するのは「食品の性質や体への作用など考えることが多くて大変だ」と感じた方もいらっしゃるかもしれません。

でも、難しく考えなくて大丈夫です。

なぜなら、暮らす土地の「自然」が導いてくれるから。気楽にいきましょう。

メニューは「自然」が決めてくれる

私は猛暑が続く夏の間はなぜか、毎年キュウリを食べ続けてしまいます。キュウリはほとんどが水分なので体を冷やす作用があるほか、汗で失われたカリウムも補充してくれます。キュウリが夏野菜の代表格なのは、夏ならではのダメージをケアしてくれる力があるため、自然と欲してしまうのかもしれません。

ご飯やパン、麺類などの主食や甘いお菓子（エネルギー）に偏った食事は控えても、自身の体脂肪をエネルギーとして燃焼し、対応できます。しかし、丈夫な骨や血管、感染症に打ち勝つ免疫、集中や記憶といった脳機能を形づくり働かせるためのタンパク質、ビタミン、ミネラル、食物繊維などのおかず（栄養）は、加齢とともに、むしろ毎食、間食でも摂取しなければなりません。なぜなら、タンパク質は今この瞬間も常に分解し、ビタミン、ミネラルは定期的に尿や汗で排泄されていくからです。栄養は食べだめができないのです。

こうお伝えすると、クリニックの栄養指導の際にも、毎食おかずを用意するのは面倒、メニューが考えられないとよくいわれます。でも大丈夫です。60歳からの食事は、面倒なメニューづくりはいりません。子どもや家族に合わせることなく、もう自分のためにメニューを構成する時期なのです。

健康のための普段の食事は、案外シンプルなものです。私も基本的に、毎日自炊していますが、毎日の普段の食事を手間なく飽きないものにしてくれるのが、「旬の食材」と故郷や暮らす土地の「発酵食品」の組み合わせだと感じています。

夏の間、体が欲して食べ続けてしまうキュウリも、適当に切って天然塩で揉んでしんなりさせて酢と合わせておくという、メニューとはいえないほどシンプルなおかずです。夏野菜のトマトも、適当に切って天然塩だけでさっぱりと、気分によっては塩麹ペーストや熟成みそを添えるなどすれば、旬の野菜と調味料の組み合わせで、主食代わりの食物繊維のおかずはそろいます。

それらを毎日食べ続けていると、秋風が吹き始める頃には、体は自然に夏野菜を欲さなくなり、白菜や大根、かぶ、そして年中流通しているもののきのこ類に目が行くようになります。調理法も、夏野菜のときのような生食ではなく、煮物、汁物、蒸し物など温かくして食べたくなります。

タンパク質のおかずのなかでは、魚介類は野菜同様に旬があるので、サンマは塩焼きに、サバはみそ煮に、カキは鍋になど、旬の食材を取り入れると、毎日の食事でも飽きがきません。バターでソテーしたり、衣をつけて揚げるといった手間のかかる料理は、外食のお楽しみにしておくと、自宅での手間のかからない普段の食事は、自然と油を多く使わない和食になり、洗い物も楽です。

それでも面倒！　というときは、もっと手間なくおかずを揃えることもできます。

魚介類は、サバのみそ煮缶、水煮缶などの缶詰のほか、缶の片付けがいらないパウチタイプのものも200円前後で購入できますし、焼き魚や煮魚も市販されています。味付け缶詰や煮魚の汁は、砂糖や塩分が気になる場合、残すと安心です。しらす、タコ、ホタテなどは、すでにボイルされたパック詰めで、スーパーのほか最近ではコンビニでも売られています。封を開けたら、わさびじょう油、しょうがじょう油、ポン酢など、好きな調味料ですぐ食べられます。

食べる煮干し、カツオ節、あたりめなどの乾物は、そのままでも食べられます。大豆製品は、豆腐、納豆、無調整豆乳、豆乳ヨーグルト、蒸し大豆などを選べば調理いらずです。

卵はゆで卵のほか、卵豆腐や茶碗蒸しを買い置きしておくのもおすすめです。肉なら真空パックされた地鶏の炭火焼、デパ地下のローストビーフ、焼き鳥など、わざわざつくらなくても、いろいろなおかずが手に入ります。

60歳。今まで仕事や家族のことなど諸々に精いっぱいで自分に手をかける余裕がなかった方も、やっと自分の体を主役にできるときが来ました。季節の変化と対話しながら、完成品を取り入れながら、食を楽しみましょう。

第6章

【実践編】60歳からの病気にならない糖質制限

やせるための糖質制限から、健康寿命を延ばす糖質制限へ

私は現在、「水道橋メディカルクリニック」(東京・千代田区)で、糖尿病、脂質代謝異常症など生活習慣病の患者さんに対し、糖質制限理論を用いた栄養指導を行い、肥満外来を受診される患者さんにも、糖質制限による減量食の指導を行っています。

私と糖質制限の出合いは2006年。今も勤務している「ひめのともみクリニック」(東京・大崎)の姫野友美《ひめのともみ》院長から「糖質制限を取り入れた栄養指導をしてほしい」と依頼を受けたのがきっかけでした。2型糖尿病を発症した医師による『主食を抜けば糖尿病は良くなる!』(江部康二《えべこうじ》氏著)が大ベストセラーとなり、「糖質制限」という言葉が広がり始めていたときです。

「面倒なカロリー計算不要」「種類を選べばお酒もOK」「肉や魚をたっぷり食べて空腹とは無縁」など、それまでのダイエットの常識を覆す文言が次第に話題になっていきました。

以降、糖質制限は瞬く間に広がって現在に至ります。読者の皆さんは糖質制限が注目された当初から、すっかり定着した現在までをリアルタイムでご存じなわけで、過去にトラ

イなさった方もいらっしゃるのではないでしょうか。

糖質制限が出立ての頃は「満腹ダイエット」として持てはやされ、野菜から食べる「ベジファースト」が良しとされていました。

しかし、60歳からはダイエットではなく、高血糖や糖化などを回避して「健康寿命を延ばす」ことが糖質制限の最大の目的。また、筋力をキープするためにタンパク質はしっかり補いたいので、食べ方も「タンパク質ファースト」にチェンジすべきときです。

60歳の体にフィットした糖質制限で、ご自身の健康度を引き上げましょう。

「腹八分目」の糖質制限で長寿遺伝子をオンにする

糖質制限以前のダイエットは「カロリーを減らせばやせる」との発想だったため、必然的に食事量を減らすことになり、我慢を強いられるものでした。苦労の末にどうにか体重を落としても、我慢の反動から食べすぎてリバウンドすることも多かったのです。

ちなみにターゲットとなったのが1gあたりのエネルギー量が9kcalの脂質。タンパク質と糖質は同じ4kcalなのでどちらを食べてもよいことになり、栄養素の働きを無視してカロリーだけでダイエットを実践するのはかなり危険です。

一方、糖質制限は「太る原因である栄養素（糖質）をカットする」ので、食べる量にはこだわりません。お腹いっぱい食べながらやせられることから、「満腹ダイエット」というフレーズで脚光を浴びた面もありました。

ただ、60歳からは満腹で苦しくなるほど食べる必要はありません。そもそも20代、30代ならまだしも、食後に動けなくなるまで食べられるという方は少ないのではないでしょうか。

消化吸収器官を無駄に疲れさせないためにも、60歳からの糖質制限は腹八分目がベスト。早め、軽めの夕食後、睡眠時間を挟んで空腹の時間をつくりだせば、長寿遺伝子の「サーチュイン遺伝子」のスイッチを入れられる可能性もあります。サーチュイン遺伝子とは老化や寿命を左右する遺伝子といわれ、活性化させるために有効なのが「空腹」なのです。

腹八分目は主食を摂らない糖質制限の得意とするところですが、タンパク質まで減ってしまっては困るので、例えば10時と15時など、適宜タンパク質の間食を入れるのもおすすめです。

年齢とともに消化吸収力は低下していきます。例えば、ゆで卵にしても「がんばれば1個食べられる」と無理して1回で食べようとせずに、朝半分、10時の間食で残り半分という食べ方にしましょう。飲食後に代謝に要する時間、汗や尿・便による損失などを考慮すると、小刻みな栄養摂取が60歳からの体に合った食べ方です。

ヒトは夜行性ではない

健康的な食事のあり方として「朝ご飯を食べる派・食べない派」それぞれの主張があります。栄養指導の場でも質問を受けることがありますが、私は「朝ご飯を食べる派」。

脳は朝の光で「朝が来た」と認識しますが、臓器は朝食が入ると1日のスタートと認識します。朝食を抜いて昼に最初の1食を摂ると、脳は朝に目覚めているのに体は昼過ぎに覚醒するというギャップが生じて、脳と体のギクシャクがさまざまな不調を引き起こすのです。

「夜のほうが仕事がはかどる」「午前中は集中できない」と夜型の生活リズムの人もいますが、人類は夜行性ではありません。子どもの頃からいわれてきた「早寝早起き、朝ごはん」は、単にしつけ的な意味合いからだけでなく、実はヒトの体の反応に沿ったものであり、健康に役立つことが明らかになってきました。

朝が来ると、これからの活動に備えて血圧と心拍数が上がりはじめます。活発に活動する細胞に酸素を届けるため日中にはヘモグロビン濃度が最高値になり、日中の活動を経て夕方になると体温が上がって、夜になれば尿の量が増えます。

一方、就寝中は体内のメンテナンスに専念します。成長ホルモンが分泌され、免疫を担う細胞が活性化され、日中のダメージを癒やし、活力を蓄えるのです。

このような繰り返しを「サーカディアンリズム（概日《がいじつ》リズム）」といいます。人間の体には規則正しく動く「体内時計」があり、朝から昼へとパワーが上がり、夕方から夜は休息の時間と設定されているのです。

こうした体内時計通りに活動ができないのがシフトワーカー（交替制勤務）の方々で、食事時間や回数が不規則になりがちです。

女性看護師・介護士を対象とした調査で、夜勤・日勤をこなす交代制勤務の方は夜勤明けの朝食や昼食の欠食が多いこと、また、交代制勤務に従事した期間が長いほどＢＭＩが高くなる傾向があることがわかっています（「交代制勤務に従事する女性看護師および介護士における食習慣および生活時間とＢＭＩの関連」吉崎貴大《よしざきたかひろ》ら）。

「いつ食べるか」も重要

体内時計は1日24・5時間周期で動いていますが、人間社会の周期は24時間。このズレを修正する役目を果たすのが「朝食」です。1食目を朝に食べると体内時計が整うのですが、昼すぎに食べるとズレが正されることはありません。こうしたことが「時間栄養学」でわかってきました。

働いているとゆっくりできるのは、どうしても夜になってしまいます。朝昼は軽く（ときに抜いたりして）済ませ、夜遅くにガッツリ食べるという生活では確実に体重が増えます。クリニックの肥満外来の患者さんは、朝から夜までは甘い飲み物や菓子でしのぎ、「ちゃんとした食事は夜だけ」という方も多いのですが、たった1食しか食べないのに着々と体重は増えていくのです。

読者の皆さんのなかには仕事や家庭との絡みで規則正しい生活が難しい方もいると思いますが、体の調子を整えるためにも朝食を大事にしてください。

時間栄養学では、朝の糖質はスムーズに消費され、昼のタンパク質は筋肉になりやすいなど、食べる時間帯によって栄養素の代謝が異なることもわかってきました。

糖質制限中に甘いものが欲しくなったら、朝に果物を食べましょう。昔から「朝の果物は金」といいました。果物の甘味、酸味は心身をすがすがしく目覚めさせてくれます。

では、昼以降は糖質はダメなのかというと、タンパク質をしっかり摂ったあとの糖質で、さらに食後にウォーキングで消費できるのならよいのではないかと思っています。

運動のモチベーションになり、糖質制限をがんばる「ご褒美」になるのなら、昼間の糖質を、それこそ「飴と鞭《むち》」の飴として使いこなしていきましょう。

【まとめ】60歳からは「時間」を気にして食べる

□「早め、軽めの夕食＋睡眠時間」で空腹時間をつくって長寿遺伝子のスイッチオン。

□食事のボリュームは日中に上げる。

「カタカナ食」から「ひらがな食」に変える

南北に長く、海、山、里と豊かな自然に恵まれた日本は、土地ごとに多彩な食文化が発展し、２０１３年に和食はユネスコ無形文化遺産に登録されました。和食の豊かな味わいが世界に評価されたのです。

現代の60歳は若かりし頃にイタ飯に舌鼓《したつづみ》を打ち、ティラミス、ナタデココ、パンナコッタなどなど、話題になるスイーツを毎回楽しんだと思います。最近だとタピオカもマリトッツォも味見したのではないでしょうか。

若い頃からおいしいカタカナ食を味わっていると、「トースト、チーズ、ベーコン、サラダ、ミルクティーの洋食セット」と、「ご飯、納豆、焼き魚、酢の物、みそ汁の和食セット」の二択であれば、洋食を選んでしまうかもしれません。

しかし、健康面で考えると、洋食（カタカナ食）よりも和食（ひらがな食）に軍配が上がります。多彩で新鮮な食材を使用することから、和食は栄養面でも大変優秀な食事スタイルなのです。

酸化リスクを下げる「ひらがな食」

洋食は植物油を多用するので加熱による酸化リスクを避けられないのに対し、伝統的な和食は「蒸す・煮る・焼く」で基本的に油を使いません。天ぷらなどの揚げ物は特別な日のメニューですし、炒め物は和食にはありません。焼き物も油で焼きつけるようなことはせず、炭火（今ならガスや電気）でじっくり焼き上げます。

和食といえば魚ですが、国立がん研究センターの研究で、魚介類の摂取量が多いと糖尿病リスクが低下することがわかっています。サケ、マス、アジ、イワシ、サンマ、サバ、ウナギ、タイといった脂の多い魚で効果が見られたということです。

また、和食は旬の魚介類や大豆製品に加え、野菜、海藻、きのこ、こんにゃくなどの豊富な食材から食物繊維、ビタミン、ミネラルを満遍なく摂ることができます。さらに、味噌やしょう油、漬物からは種々の乳酸菌や酵素を取り入れられます。ビタミン、ミネラル、腸内環境、酵素が協力して、糖質制限で摂取が増えたタンパク質や脂質の代謝を促進してくれるのです。

食塩（精製塩）と天然塩は別物

「和食は塩分が心配」との声が多いのですが、高血圧などの弊害がある塩分はナトリウムと塩素の化合物である「食塩（精製塩）」。

洋食の定番、ソーセージ、ハム、ベーコンなどの加工食品は食塩を多く含んでいるので、なるべく避けるか、食べるときはゆでて塩抜きしましょう。ソーセージなどは確かに手軽ですが、食塩、添加物が多く加工プロセスも把握できません。糖質制限時のタンパク質の補給源としては不向きといえます。

外食や中食で食塩摂取量が気になるようなら、ナトリウムの排泄を促すカリウムが豊富なめかぶのパックやとろろ昆布などの海藻類、蒸し大豆や納豆などの大豆製品、キャベツ、小松菜などの旬の野菜を毎食、意識して添えましょう。バナナやキウイなどのカリウムが豊富な果物は主食代わりに、あるいは甘い味覚を楽しみたいときに賢く取り入れることもできます。

一方、岩塩や天日塩などの「天然塩」はナトリウム、カルシウム、マグネシウムなどのミネラルが豊富で、そのバランスも絶妙だと考えられます。大量に摂るのはもちろんいけませんが、適度な使用であれば問題はありません。

さて、90ページで体のなかでペアとなって働くブラザーイオンのお話をしましたが、和食はブラザーイオンがそろっている食材が豊富です。煮干し、イワシの丸干し、大豆製品、海藻など定番の和の食材にはカルシウムとマグネシウムの両方が入っています。

【まとめ】 60歳からのパワーチャージできる食べ方
□原点回帰！ カタカナ食からひらがな食へ。
□ひらがな食の「蒸す・煮る・焼く」で酸化リスクを避ける。
□加工品などの食塩を避けて天然塩を摂る。

60歳からの糖質制限の4つのポイント

糖質制限の最大の恩恵は「血糖値を上昇させない」ことにあります。これによって血管を守り、動脈硬化や糖尿病リスクの低下、肥満予防につながるのです。

「ダイエット効果」が先行していますが、60歳からの糖質制限は健康寿命を延ばすことが一番の目的です。

単に糖質を控えるだけでは不十分で、糖質制限で健康寿命を延ばすためには次の4つのポイントをセットで実践していきましょう。

147ページ
ポイント② 消化・吸収を考えてタンパク質を摂る→160ページ
ポイント③ 体にいい油を取り入れる→169ページ
ポイント④ 食物繊維を増やす→176ページ

ポイント① 糖質を控えめにする

ダイエット目的ではなく健康増進のための糖質制限では、「糖質ゼロ」ではなく「糖質控えめ」で十分です。

糖質を徹底排除する必要はありません。糖質が多い食品に気を使いながら、楽しむときには糖質を解禁しましょう。

①-1 主食を「タンパク質5：食物繊維5」に置き換える

60歳からの糖質制限ではダイエットを一直線に目指すのではなく、「血糖値を大きく上昇させない」ことに主眼を置きます。

血糖値を上げる糖質が多い、ご飯、パン、パスタ、麺などの主食の代わりに「タンパク質5：食物繊維5」で腹八分目をつくります。タンパク質と食物繊維であっても、食後に動けなくなるなど満腹になるまで食べてしまうと、消化吸収器官に負担となるほか、長寿遺伝子（138ページ）の活動も阻害するので、くれぐれも食べすぎに注意です。

①-2 血糖値の上昇を抑える「米選び」のコツ

ご飯の粘りを左右するのが「アミロース」と「アミロペクチン」という澱粉で、ふたつの割合によって粘り方が変わります。

・**アミロースが多い**→粘りが少なく、パラリとしている。
→ササニシキ、ミナミニシキなど
・**アミロクペチンが多い**→粘りが強く、モチモチしている。
→コシヒカリ、ひとめぼれ、あきたこまちなどちなみに、餅米はアミクロペチン100％。だから粘りが強いのです。

糖質量は同じでも澱粉の種類が異なると血糖値を上げるスピードが異なり、アミロースが多いササニシキなどの品種は血糖値の上昇がゆるやかになります。ササニシキを選びたいところですが、病気や天候不順に弱いことから作付け面積が減っており、育てやすく品種改良されたコシヒカリが主流となっています。

とはいえ、探せばあるもので、私は無農薬のササニシキの七分づきを取り寄せています。そこに黒米や雑穀をプラスして鍋で炊くと噛みごたえが生まれ、一口ごとにお米の一粒一粒の味、香りが伝わってくるのです。3割を削ってもビタミンB_1やB_2は残っているので、消化能力に自信がない方は玄米よりも七分づきがよいでしょう。七分づきでも負担を感じるなら白米一歩手前の胚芽米という手もあります。

七分づきや白米は表面を削る際に残留農薬も取り除けますが、玄米はそうはいかないので、玄米を常食している方はぜひ無農薬を選んでください。

糖質制限の基本は、食後に血糖値を大きく上げないこと。つまり「白米などの主食を食べすぎない」ことですが、これに対して「昔の人は、おかずは漬物だけで、どんぶり飯を何杯も食べていたのに糖尿病は少なかった」との反論も見聞きします。しかし、食べていた米の質が現代とは違ってアミロースが多いササニシキ系だったため、血糖値の急上昇を抑えられていたのではないかと考えます。

もちろん、糖尿病の発症には運動量やそのほかの糖質摂取量も関係しますが、血糖コントロールを重視するなら、白米か玄米かという米の栄養価に加えて、血糖値が上がりやすいか上がりにくいかという米の品種も選択肢のひとつに加えておくと安心です。

白米なのか玄米なのかなど、米の精製度合いで米の栄養価をチョイスし、アミロースが多い米かアミロペクチンが多い米かをチョイスしたら、次は「冷ます」食べ方についても、見ておきましょう。

①-3 「冷やご飯」を活用する

加熱した澱粉を常温で冷ますと、一部が「レジスタントスターチ」という成分に変化します。レジスタントスターチは小腸で澱粉として吸収されないので血糖値を上昇させません。そのまま大腸に進み、腸内細菌叢のエサとなって腸内環境をよくしてくれます。

ササニシキなどのアミロースが多い米（①-2）を、さらに冷やご飯にして食べると、血糖値上昇をより抑えられることが期待できます。レジスタントスターチは加熱（電子レンジ、蒸すなど）で元の澱粉に戻るという説もありますが、お茶漬け程度の温度であれば問題はありません。

「江戸の朝炊き、京・大坂の昼炊き」という言葉は、江戸では朝にご飯を炊いて、朝・昼・夕食にし、京都・大坂では昼にご飯を炊いて昼・夕食と翌日の朝食にしたことをあらわしています。糖質制限への反論として「江戸時代はお米をたくさん食べていたのに糖尿病はいない（だから糖質を摂ってもいい）」という意見がありますが、当時は血糖を上げる炊き立てご飯よりも、レジスタントスターチを含んだ冷やご飯を食べるほうが多かったのです。また、品種改良される前のアミロースが多い米だったため、炊き立てでも血糖値を急激に上げなかったと考えられます。

現代人にとって冷やご飯は味気ないかもしれませんが、「おにぎり」ならおいしくいただけるのではないでしょうか。炊き立てご飯はおにぎりにして、すっかり冷めてレジスタントスターチができたところでいただく。日本ならではのお弁当は、まさにこのパターン。これなら、お米の味わいを諦めずに糖質制限を進められます。

①-4　小麦粉を避ければ一石二鳥

小麦粉のタンパク質を「グルテン」といいます。グルテンといえば、テニスのノバク・ジョコビッチ選手がグルテンフリーで劇的に体質を改善し、パフォーマンスが飛躍的に上がったことで、アレルギーや不定愁訴の根源との悪名を馳せることになりました。

グルテンは消化しにくい性質があるため腸壁に残って炎症を起こし、腸の粘膜を構成している細胞と細胞の間に隙間ができることで異物が体内に入り込んでしまう状態を引き起こします。これをリーキーガット症候群（腸管壁侵漏症候群《ちょうかんへきしんろうしょうこうぐん》）といい、炎症性疾患、アレルギーなど腸由来の病気の原因になるといわれています。

ただ、小麦も米同様に品種改良が繰り返されています。小麦にはグルテンのほか「グリアジン」というタンパク質も含まれていますが、品種改良でグルテンの比率が高くなったため腸由来の病気を引き起こすようになったという説もあります。

また、輸入小麦には残留農薬の心配があります。農民連食品分析センターの調査によると、国内で販売されている、小麦粉、パン、パスタなどのほとんどから農薬成分の「グリホサート」（ＷＨＯ：世界保健機関の専門機関が発がん性物質と分類）が検出されたということです。ただし、国産小麦を使った製品からは検出されていません。また、ヨーロッパは農薬の規制が厳しく、なかでもフランス産の小麦は安心してよさそうです。

小麦粉や小麦製品は糖質制限をすると自動的にシャットアウトできるので、残留農薬も排除できます。「たまには食べたいな」というときは国産を選ぶと安心です。

①-5 実は危険な野菜ジュース、果物ジュース

「ビタミン・ミネラル豊富」は、野菜ジュースや果物ジュースの定番キャッチコピーですが、実は「糖質も豊富」なのです。砂糖不使用であっても野菜や果物が本来持っている糖質が濃縮されて含まれているので、野菜100％を謳うジュースでも、200mℓの小さな紙パックに13gもの糖質が含まれていることがあり、これはスティックシュガー4本分に相当します。

固形の食物と異なり液体のジュースは速やかに吸収されるため、4本分のスティックシュガーは体に入ると即座に血糖値を上げてしまいます。

忙しいときや食欲がないときなど、野菜ジュースや果物ジュースを飲んでいれば「なんとなく安心」な気がするかもしれませんが、糖質が多いことに加えて「咀嚼不要」な点も

おすすめできません。

ただでさえ私たちが食べる食品は「歯応え」がなくなり、咀嚼回数が減っているのです。弥生人の食事内容を再現して一食の咀嚼回数を調べたところ約4000回、食事時間は約50分。一方、現代人の食事は620回、約11分。

しっかり咀嚼するだけで、胃腸の負担軽減、食べすぎ予防、脳の血流増加、唾液の抗菌作用により口腔内に侵入する細菌の活動を抑えられるなど、さまざまなメリットが得られます。咀嚼力や消化吸収力があるうちは、1日3食のたびに得られる「咀嚼」の機会を逃さないようにしましょう。

①-6　糖質は嗜好品扱いにする

60歳からはとくに、「糖質は嗜好品」と捉えると付き合いやすいように思います。

糖質は、栄養学的にはヒトという生物の必須栄養素ではありません。ましてや余分な体脂肪をたっぷりと蓄えていて減量が必要な方の場合、1食あたりの糖質量が食後に血糖値を上げるほど多く含まれている食品の摂取は、体脂肪の燃焼をストップさせてしまうので、ダイエット期間中は避けなくてはなりません。

糖質はあらゆる食材に含まれていますが、1食当たりの糖質量が血糖値を大きく上げてしまうほど含まれているのは、ご飯、パン、麺などの主食や、和菓子、洋菓子などのスイーツです。

しかし、お正月のお餅、郷土寿司やひな祭りのちらし寿司、端午《たんご》の節句《せっく》の柏餅、秋の新米や新そば、旅先で出合う伝統菓子、誕生日のケーキ、会席料理の締めを彩る水菓子など、糖質が多い食品はどれも「文化的」に必要なものともいえるのではないかと思うのです。

日本では、日常的に食べる「ケ」の食事と、祝事などに食べる「ハレ」の食事を分けてきたように思います。

私は、普段の「ケ」の食事では栄養のこと、つまり健康をかなえるための食事を心がけています。自宅の料理はほぼ和食で、液体の油はほとんど使いません。しかし、外食や会食など「ハレ」の食事の際は、主食も小麦粉も揚げ物も気にせず楽しみます。

ヒトという生物としての食は、健康や病気など生命維持に直結するため、正しい栄養科学の知識を知っておかないと「知らぬが仏」では済まされない面があります。しかし、人間の食は、そのときどきの行事に習って、誰と何を食べるかという文化的側面も大事です。「ハレ」と「ケ」という文化と科学を上手にハンドリングすることが、食で健康をかなえるうえで重要ではないかと思っています。

そして、せっかく楽しむなら、例えば、上質なチョコレートを1～2粒、新鮮なごま油で揚げられた天ぷらをたまの楽しみにするなど、良質な食材で丁寧につくられた美食を適宜、適量、嗜《たしな》むほうが、心身の健康に役立つのではないかとも考えます。

若い頃のように大量には食べられません。特別なときに上質なものを少々。味がわかるようになった60歳なら満足感もひとしおでしょう。

①-7 血糖値を上げる甘味料、上げない甘味料

甘味料は「糖質系甘味料」と「非糖質系甘味料」に大別されます。糖質系甘味料は、砂糖、果糖、ブドウ糖などで血糖値を上昇させる糖質を含んでおり、糖質制限の対象となります。唯一、糖アルコールのエリスリトールだけが血糖値を上昇させません。

非糖質系甘味料には、植物の葉や果実に含まれる甘味成分を抽出した天然甘味料（ステビアなど）と、化学的に合成された人工甘味料（サッカリンなど）があります。

砂糖の甘味度を「1」とすると、天然甘味料のステビアは100～150、人工甘味料のアスパルテームは100～200と強い甘味があります。

■甘味料の種類

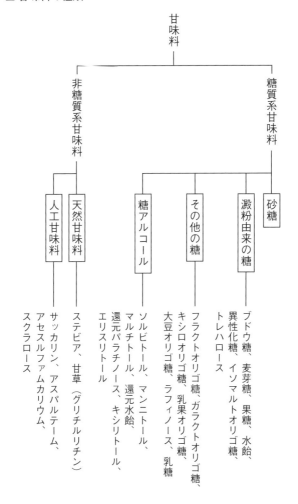

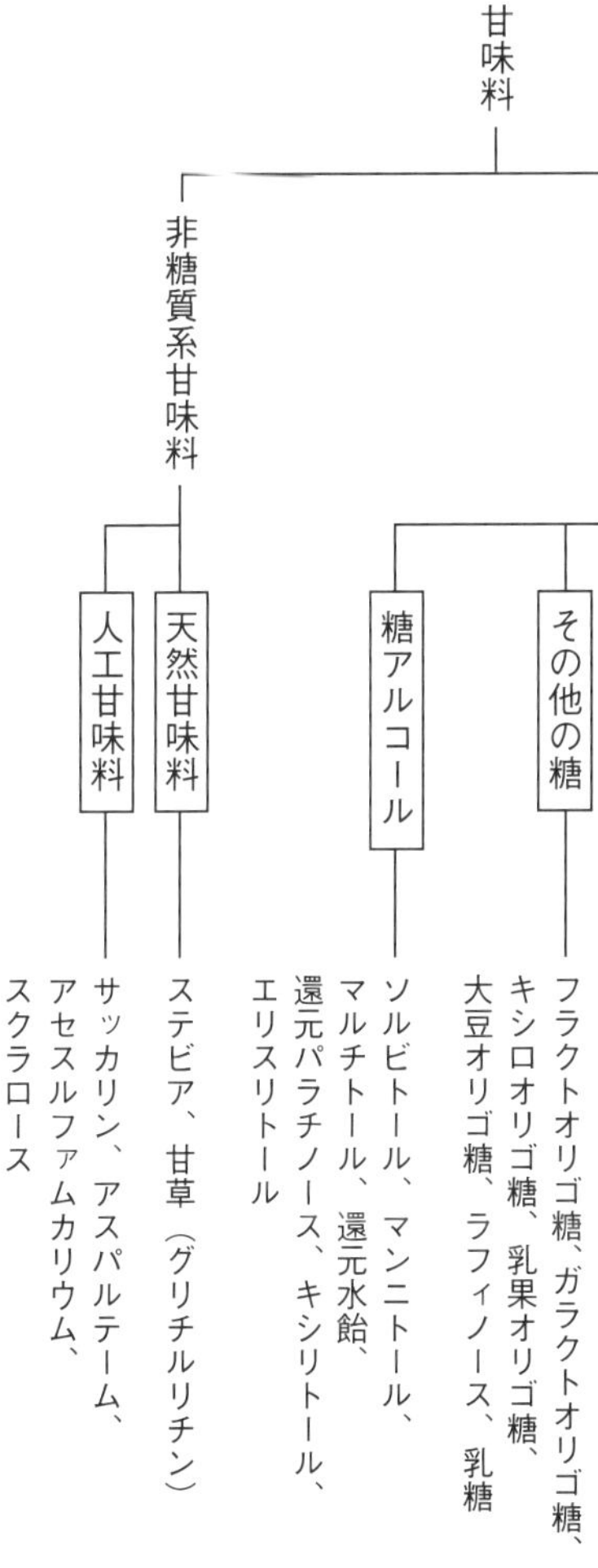

「独立行政法人　農畜産業振興機構」より

糖質制限時に甘いものがほしくなったときに活用できそうですが、ＷＨＯはアスパルテームなどの人工甘味料は、体脂肪減少などの長期的な体重管理には寄与しないとしてダイエット目的での摂取を推奨しないとの指針を公表しています。

国際的機関のこうした見解に加え、血糖値を上昇させないエリスリトールが入った飲料を摂取すると、血栓リスクが２倍になるという研究結果も学術誌に発表されています。

しかし、甘味料メーカーは、ブドウ糖を原料に酵母による発酵で製造しており、かつ日本では食品として急性・慢性毒性試験、催奇形性《さいきけいせい》試験など、ヒトを対象とした臨床試験で安全性が確認されているとしています。アメリカ食品医薬品局（ＦＤＡ）、欧州では食品科学委員会（ＳＣＦ）でも安全性が審議され、問題がないことが証明されました。

気になる血栓については、次のように多くの因子が絡み合っています。

○血栓の抑制に働く可能性があるもの

□オメガ３系脂肪酸　□ポリフェノール　□アルコール（過剰摂取は逆効果）

□ビタミンＥ　□食物繊維（急激な血糖上昇抑制によるもの）

○血栓の促進に働く可能性のあるもの

□ビタミンK（血液凝固）　□飽和脂肪酸とトランス脂肪酸

□カフェイン　□高血糖

今後の研究の進捗と日本政府や世界の動向に注視する必要はありますが、現時点では安全性が確保された甘味料として活用していく選択肢もあると思います。血栓リスクが心配なら、促進に働くものを避ければ安心でしょう。

栄養指導をしている糖尿病の患者さんで、どうしても清涼飲料水が我慢できず、500㎖のペットボトルを1日4～5本は飲んでしまう方がいらっしゃいます。砂糖入りのタイプをそれだけ飲んでしまうと血糖値が大変なことになってしまうので、その患者さんには清涼飲料水の摂取量を減らすとともに、人工甘味料を使った糖質ゼロのタイプをおすすめする場合もあります。糖質摂取による血糖値上昇という確定的なリスクと、人工甘味料を摂り続けた結果として生じる不確定なリスクを秤にかけた結果の選択です。

ポイント② 消化・吸収を考えてタンパク質を摂る

60歳からの糖質制限は糖質摂取量こそ減らしますが、タンパク質は積極的に摂っていきます。ただし、「噛んで飲み込めば食べたことになる」かというと、それは違います。タンパク質に限ったことではありませんが、体のなかで消化吸収されてこそ血となり肉となるのです。

とくに消化に時間がかかる動物性タンパク質は、体のなかに入ったあとが勝負。スムーズに消化吸収する食べ方をマスターしましょう。

②-1 年齢とともに消化能力は落ちていく

タンパク質の必要性が喧伝《けんでん》され、ときに「朝からステーキ」といった極端な例が出されたりします。あまりお肉が得意ではない方が一念発起、朝からステーキなどに挑戦すると、とたんに胃もたれを起こして昼は食べられず、夕食まで尾を引き「お粥でいいや」となるケースも。真面目な患者さんに多いパターンで、何度も繰り返すのはよろしくありませんが、現在の消化器の能力を知る経験にはなります。

そもそも食物に含まれる栄養素は、咀嚼され、胃や小腸などの消化管から分泌される消化酵素によって、体内へと吸収できる大きさになるまで分解されます。

消化酵素には、タンパク質の分解に関わる酵素、澱粉の分解に関わる酵素、脂肪の分解に関わる酵素があります。

前にも述べたように、タンパク質を分解する酵素の総称を「プロテアーゼ」といい、「ペプシン」「トリプシン」「ペプチターゼ」などの種類があります。

澱粉を分解するのが「アミラーゼ」で、唾液や膵液に含まれています。脂肪を分解する「リパーゼ」は膵液に含まれます。また、「胆汁」も、脂肪の分解酵素は含みませんが、脂肪の消化を助けています。

では、これらの消化酵素は、そもそも何からつくられるのでしょうか。それは、タンパク質、ビタミン、ミネラルなどの栄養素です。つまり、「年だから」とタンパク質の摂取を控えると、タンパク質を食べようにも消化できないという悪循環が待っているのです。

消化酵素は加齢とともに分泌量が減少するため、食物が持つ酵素を活用しながら、消化にやさしく栄養摂取していくことが大事です。

②-2　食物酵素を取り入れる

食物が持つ消化酵素を取り入れることで消化力の低下を補うことができます。
消化酵素には次の種類があります。

○タンパク質分解に関わる酵素（プロテアーゼ）を持つ食物
パイナップル、パパイヤ、メロン、キウイ、りんご、しょうが、玉ねぎ、舞茸

○澱粉分解に関わる酵素（アミラーゼ）を持つ食物
大根、キャベツ、ヤマイモ、しょうが

○脂肪分解に関わる酵素（リパーゼ）を持つ食物
アボカド、大根、カブ、ヤマイモ

○タンパク質、澱粉、脂肪分解に関わる酵素を持つ食物

麹を利用した発酵食品（みそ、しょう油、みりん、米酢、漬物など）

タンパク質、澱粉、脂肪それぞれの消化吸収を促すため、右に挙げた食品を一緒に摂るといいでしょう。糖質制限でタンパク質を積極的に摂るようになったら、パイナップルなどのフルーツをデザートにするのもいい方法です。消化も促進され、口のなかもさっぱりするうえ、フルーツの良質な甘味というお楽しみもついてきます。

しょうが、玉ねぎはすりおろして、舞茸は細かく割いて肉と一緒にフリーザーバッグにしばらく入れておくと、肉が軟らかくなり、おいしくいただけます。酵素はそもそもタンパク質であり、タンパク質は60度以上で変性を起こします。加熱すると酵素は効力を失うので生の状態でプラスするのがポイントです。

タンパク質の変性と分解がわかりやすいのがゼリーづくりです。材料のゼラチンはタンパク質でできているため、粉末ゼラチンを溶かすとき高温になりすぎると変性を起こして固まらなくなってしまいます。また、タンパク質分解酵素を持つキウイを加えてしまうと、ゼラチンのタンパク質が分解されて、やはり固まらないことがあります。

②-3　消化能力の低下を補う方法

これから糖質制限を始めるにあたって、もともと食事の量が少ない方、玄米菜食を長く続けていた方は「タンパク質摂取」がネックとなることがあります。消化能力が落ちているため１００ｇのお肉でも処理ができず、調子が悪くなることもあるからです。

タンパク質を増やした結果、次のような不調が続くようなら消化能力が低下していると考えられます。

□便秘・下痢　□お腹がゴロゴロする　□ガスが出る
□食後の膨満感　□肌荒れ　□倦怠感　□食欲不振

消化能力が不十分なまま食べ続けると、アミノ酸に分解できなかったタンパク質が大腸でガスを発生させるなど、腸内環境を悪化させるだけです。

対策としては、一度に食べるタンパク質の量を減らして、食べる回数を増やしましょう。

そのうえで、お腹の調子を見ながら少しずつ量を増やしていきましょう。消化液や消化酵素は摂取したタンパク質が材料となるので、少量ずつでもタンパク質を切らさず摂ることが大事なのです。

食べる量を増やせないようなら、タンパク質を分解した「アミノ酸サプリメント」を活用する方法もあります。その場合はアミノ酸の代謝をサポートするビタミン、ミネラルのサプリメントも一緒に摂っておくと安心です。

または、タンパク質を食べたあとに消化酵素を摂取する方法もあります。「ベリチーム酵素」（シオノギヘルスケア株式会社）は薬局でも購入可能です。

最終的には「自分の口で噛み、飲み込み、タンパク質をアミノ酸に分解できる体」にすることが目標です。長年の食習慣を急に変えるのは内臓にとってもタフなチャレンジです。焦らずに進めていきましょう。

②-4 タンパク質は3食摂る

1日のタンパク質摂取量（1・6g／kg／体重／日）から計算すると、体重60kgの方は1日に96gのタンパク質が必要となります。

一人前200gの輸入牛肉のヒレステーキに含まれているタンパク質は37・0gなので、

一度でタンパク質96gを取るのは難しいことがわかります。

仮に、かなりの健啖家《けんたんか》で1回の食事で1日のタンパク質摂取量のほとんどを摂れるとしても、一度に摂取することはおすすめできません。

人体では常にタンパク質の分解・合成が行われています。材料となるタンパク質は食べだめができません。コンスタントに補充する必要があるのです。タンパク質は3食ごとに、種類を変えて（結果的にさまざまなビタミン、ミネラルを摂りながら）食べるのが望ましいといえます。

実際には3食では必要量を賄うのは難しいと思うので、間食で補うようにしましょう。60歳からの間食は「小さい食事」です。手軽さ重視なら納豆、豆乳などを。消化によいものがほしいなら、温泉卵、茶碗蒸し、卵豆腐などがいいでしょう。朝の残りのみそ汁に生卵を落としたり、カツオ節をプラスするなどすれば、味変《あじへん》（料理に手を加えて味を変えること）できて飽きずに飲めると思います。

昔の方はタンパク質摂取の重要性を感じていたのでしょう。「みそ汁は出汁も具」として、カツオ節や昆布なども一緒に食べていました。私もそれに倣って、ハラワタを除いた大きめの煮干し、キッチンバサミで細くカットした昆布、カツオ節で出汁を取り、それら

■食品100gあたりのタンパク質含有量

食品		含有量(g)	食品		含有量(g)
肉類	生ハム	24.0	卵類	卵黄	16.5
	ササミ	23.0		ピータン	13.7
	ローストビーフ	21.7		ゆで卵	12.9
	牛もも肉	21.2		うずら卵(生)	12.6
	豚ロース	19.3		生卵	12.3
	砂肝	18.3		卵白	11.3
魚介類	イワシ丸干し	32.8	大豆製品	きなこ	35.5
	いくら	32.6		油揚げ	18.6
	焼きたらこ	28.3		納豆	16.5
	サバ缶(水煮)	20.9		豆腐	6.6
	かにかまぼこ	12.1		豆乳	3.6

を漉《こ》さずに一緒にいただいています。

②-5 やってはいけないタンパク質の摂り方

×プロテインだけを摂取する

タンパク質を含んでいる食品は、タンパク質だけでなく、ビタミンやミネラルもパッケージされています。例えば、サバ缶であればタンパク質のほか、脂質、ビタミンD、ビタミンB_6、ビタミンB_{12}、ナイアシン、鉄、カルシウム、マグネシウムなども一緒に摂ることができ、これらはタンパク質の代謝に働いてくれます。

現代の栄養情報では「タンパク質を摂る」ことはすすめても、その先の利用については言及が不十分なことが多いように感じます。体に取り入れたタンパク質は、骨にしたりホルモンにしたり、やる気や認知能力を高めることなどに活用したいのですが、道具となるビタミンやミネラルの摂取がなくてはうまくいきません。

「タンパク質補給にプロテイン摂取」だけでは不十分で、プロテインを補給するなら同時にビタミン、ミネラルも補給しなくてはいけないのです。ビタミンとミネラルのサプリを加えるか、それらも含まれているプロテインを選ぶことが必要です。

×乳製品でタンパク質を摂る

60歳は「タンパク質といえば牛乳」と教わってきた世代です。タンパク質の重要性が注目を集めるようになり、タンパク質が多いことをアピールする牛乳やヨーグルトなどもあります。

しかし、乳製品のタンパク質である「カゼイン」にはリスクもあります。分解できないまま腸壁に残るとリーキーガット症候群（152ページ）を起こしてしまうのです。小麦のグルテンと同様に、乳製品のカゼインも腸にダメージを与える可能性が指摘されています。

また、牛乳はカルシウムは豊富でも、その働きを助けるマグネシウムがないため、体内のミネラルバランスを崩してしまいます。乳糖不対象の方は下痢を起こすこともあり、さらに体に負担を強いることになります。

×小腹がすいたらプロテインバーを食べる

手軽に食べられるプロテインバーはさまざまな種類が販売されており、間食に最適に見えますが、糖質や添加物などが気になるものも。タンパク質を補う間食として食べるなら、例えばトランス脂肪酸不使用、人工甘味料不使用などの良質なものを選ぶのが安心です。

ポイント③　体にいい油を取り入れる

オメガ3系とオメガ6系の必須脂肪酸がなくては、健康長寿以前に人体維持ができません。体内で合成できず、生涯を通じて食べ物から摂っていかなくてはいけないオメガ3系とオメガ6系の油をコントロールして、健康レベルを上げていきましょう。

③-1 油を摂るなら「液体」ではなく「固体」にする

天然の植物から抽出された「植物油」にはオメガ3系のサラダ油やベニバナ油などと、オメガ9系のオリーブオイルなどがあります。

植物由来であればナチュラルで体によいという印象がありますが、実際には溶剤を用いて植物に含まれる油だけを取り出しており「ナチュラル」とは言い難いものもあります。また、加熱による酸化リスクも抱えています。

○オメガ6系の摂り方

日本人がサラダ油やベニバナ油などを日常的に調理で使用するようになったのは、第二次世界大戦後のことです。どちらもオメガ6系に属していますが、液体油を摂らなかった戦前の日本人がオメガ6系不足だったということはなく、植物そのものを食べることで賄えていたはずです。戦前の日本人に倣ってサラダ油などの原料すらわからない加工油ではなく、「液体の油」になる前の植物そのものを摂るようにしましょう。

キッチンにある液体の油を、ごま油はごまに、米油ではなく米に、大豆油ではなく大豆にと、加工前の原材料に置き換えていけば、生命維持に不可欠の必須脂肪酸であるオメガ6を健康的に摂取できます。

人体で合成できないオメガ3系とオメガ6系は食品から摂るしかありません。しかし、前にも述べたように、私は自炊の際、調理でも風味づけでも、基本的に液体の油は使いません。酸化（老化）を進めるオメガ6系のサラダ油や植物油はもちろん、オメガ9系のオリーブオイルも、自宅の食事ではなるべく使わないようにしています。

調理やドレッシングで広く活用される液体の油ですが、使わないからといって味気ないことはありません。風味やコクがほしいときは、すりゴマ、練りゴマ、砕いたクルミなどを使っています。

フライパンを使った炒め料理は簡単なので、液体の油が使えないとちょっと困ると感じる方もいるかもしれませんが、肉そのものの脂を利用する手もあります。肉から染み出る脂で野菜とあえるように炒めることもできます。

また、肉を焼くときはフライパンではなく、魚焼きグリルを使えば調理に油は不要です。消化を促す酵素（80ページ参照）を持つ食品に漬け込んだあとに魚焼きグリルで焼くと、風味もついて軟らかく仕上がり消化吸収もアップします。

どうしても調理に油を使いたいときは、オメガ9に属するオリーブオイルを使ってください。オリーブオイルのオレイン酸は熱に比較的強く、ほかの液体の油に比べて加熱で酸化しにくいという特質があるからです。

○オメガ3系の摂り方

オメガ3系のEPAとDHAを手軽に確実に摂取するなら、何といっても「魚の缶詰」です。「EPAとDHAが体にいいとわかっているけど、魚は調理や片付けを考えると億劫」という方こそ、ぜひ魚の缶詰を。ミネラルやビタミンも含んでいる魚の缶詰は「天然のサプリ」といっても過言ではありません。

魚の缶詰は、サバ、イワシ、サンマ、サケなど新鮮な魚を瞬時に加工するため、本来の味が生きていて、添加物など余計なものもいりません。

水煮缶は、カレー風味、ポン酢、トマト水煮など、味変も楽しめます。

また、最近は湯煎などですぐに食べられる1食分がパウチされた焼き魚、煮魚、サバのみぞれ煮など、和食の魚メニューが充実してきました。

春はサワラや貝類、夏はウナギやアジ、秋はサンマやサバ、冬はカキやサケなど、季節の切り身は冷凍庫で保存し、焼くだけの手軽さです。

最後に、魚の缶詰を選ぶときは、オイル漬けは避けておきましょう。せっかくオメガ3系のEPAとDHAを摂って抗酸化対策をしたいのに、オイル漬けのオイルに使われているのはたいてい植物油、つまりオメガ3系の酸化油なので注意しておきましょう。

③-2 揚げ物はハレの日のごちそうにとっておく

液体の酸化油がもたらすリスクは、毎日毎食、摂り続けることで蓄積されていきます。液体に加工された油も、先に述べた糖質と同様に、栄養学的に必要かというより、料理として美食を追求する過程で必要になるものではないかと思います。

素材に油が加わることでコクや風味が増し、さらにそこに加熱が加わると、より複雑なおいしさをつくり出すことができます。だから昔から和食では、天ぷらはハレの日のごちそうだったのではないでしょうか。

ごまやなたね、米などの植物が硬い殻で覆って閉じ込めている油を、1滴1滴丁寧に絞るには、大変な労力と手間がかかるはずです。そのような貴重で高価な油を使った揚げ物は、ハレの日のごちそうとして楽しみたいものです。

化学薬品を使用して工場で大量に安価で生産される植物油もあれば、現在も自然な方法で丁寧に手間暇をかけて良質な植物油をつくっている生産者もいます。そのような生産者を応援する意味でも、例えば良質なごま油を風味づけとしてけんちん汁に一振りする、良質なオリーブオイルをお浸しに一振りするなど、少量で楽しむ摂り方もあるのではないでしょうか。

娘がまだ小さい頃は、我が家でも娘のリクエストで鶏の唐揚げなどの揚げ物をすることも少なくありませんでしたが、その際はオレイン酸を多く含んだ国産のなたね油を揚げ物用として使っていました。今では娘も独立し、我が家で揚げ物をすることはほとんどありませんが、外食を楽しむときはハレの日の楽しみとして揚げ物も楽しんでいます。

やはり、「ハレ」と「ケ」、文化と科学を上手にハンドリングすることが、心も体も健康になる食を、楽しみながら長続きさせるコツかもしれません。

③-3　60歳からは和食に回帰する

栄養指導をしている患者さんには、「60歳からの食事は和食を心がけましょう」と常々伝えています。

174

60歳＝還暦は、人生60年目の「再び暦が還った、生まれ変わりのとき」であるとされています。60年前の和食には、これからの「リスタート」を健康で生きるためのご先祖様の知恵がたくさん詰まっています。

揚げ物や炒め物などの油を多く使った加熱調理や、サラダなどマヨネーズやドレッシングを使った料理ではなく、焼き物、煮物、蒸し物、あえ物、酢漬けなどの和食は、タンパク質の消化の負担を減らせます。

みそ、酢、麹などの和の発酵調味料は、加齢とともに悪化しやすい腸内環境を整えるのにもおいしく役立ちます。

主食を食べるなら、胚芽米や季節のイモ類、果物を選べば、小麦製品から摂取しやすいトランス脂肪酸を避けられます。小麦は国産小麦を選べば農薬の心配もありません。

そして主食を食べるなら、なおさら主菜はハンバーグやカレーなどの洋食ではなく、焼き魚、煮魚、納豆、白あえなど、魚介類や大豆製品などの和のおかずがおすすめです。なぜなら、魚に含まれる魚油と大豆製品に含まれるミネラルは、インスリンの効きをよくし、糖代謝を円滑にし、糖尿病や肥満になりにくくしてくれるからです。

さらに、国立がん研究センターによる日本人5万人以上を対象とした研究で、魚を食べるほど糖尿病発症のリスクが低下することが明らかとなり、魚のEPA、DHA、ビタミンDにはインスリンの分泌や働きを改善する作用も報告されています。

ポイント④　食物繊維を増やす

60歳からの糖質制限は「彩り豊かに」。「制限」とつくと「我慢」「諦め」を連想してしまうかもしれませんが、発想を変えれば、制限があるからこそ選ぶ楽しみ、食べる楽しみに深みが出て、健康の実感がますますそれらの楽しみを大きくしてくれます。

タンパク質を豊富に摂る。良質な油を摂る。そして、糖質の代わりに食物繊維をたっぷり摂る。この三本柱のなかでも、とくに工夫と変化を楽しめるのが「食物繊維」だと思います。

④-1　食物繊維＝野菜だけではない

食物繊維は「野菜、海藻、きのこ、こんにゃく」の4つから摂取できます。

旬の野菜は天候によって価格変動がありますが、海藻、きのこ、こんにゃくは安定した価格でいつでも購入でき、乾燥タイプなら長期保存も可能で買い置きに最適です。

さまざまな食材から食物繊維を得ることで、腸内細菌叢に多様性をもたらすことができます。前にも述べたように、1000種、100兆個もの細菌の集まりがまるで花畑の広がりのように見えることから、腸内細菌叢は「腸内フローラ（花畑）」とも呼ばれます。

彩り豊かに食べて、腸内の花畑を多彩にし、健康をつくっていきましょう。

④-2 「乾燥」を利用する

食物繊維は、乾物からの摂取もおすすめです。

野菜の乾物は、大根を干した切り干し大根が代表的なものですが、最近は食品ロスの観点からか、ほうれん草や小松菜などの緑野菜、キャベツやドライトマトなど、さまざまな種類の野菜も乾物として目にするようになりました。

干した野菜の魅力は、水分が抜けて凝縮された旨味を、即席スープの具、煮物、酢の物や漬物など、いつでも手軽に楽しめることです。

野菜以外にも、みかんやりんごなどの国産果物もドライフルーツとして目にするようになりました。これらは甘い味覚がほしいときにお菓子代わりに安心して楽しめます。

新鮮な野菜や果物が手に入り、天日干しができる環境であったり、食品乾燥機がある方は、手づくりの乾物づくりにチャレンジしてみるのも、健康食を楽しく続けられるきっかけになるかもしれません。

一方、最初から乾燥されているのが海藻類のいいところ。

海苔、とろろ昆布、昆布、めかぶなど、乾燥処理された海藻は、長期保存可能で調理不要。海藻は継続的に食物繊維を摂取するうえで強い味方となります。

きのこ類も干ししいたけなど乾燥させた商品が豊富で、生よりも香りが強くおいしさが増す点が魅力です。

こんにゃくは乾燥しらたきや乾燥糸こんにゃくなどもありますが、乾燥の際に水飴や澱粉を加えているので、水でしっかり戻すなどしてこれらを落としましょう。

④-3 「冷凍」を利用する

低価格で利用範囲も広いもやしですが、足が早いのが難点。もやしは袋のまま冷凍するのもおすすめです。凍ったままのもやしを熱湯でゆでてしっかり絞ると、水分が抜けてシャキッとした食感になり、みそ汁の具にしたり、ノンオイルのツナ缶とポン酢であえたりすると、おいしさが広がります。

冷凍可能な海藻が、もずくやめかぶです。コンビニでも購入可能な手軽さなのでストックしておくと間食にも使えます。

傷みやすいきのこ類ですが、冷凍してしまえば1カ月は保存できます。石づきを取り除いたら洗わずに冷凍し、調理の際は解凍すると味が落ちるので、凍ったまま使います。

こんにゃくは冷凍には向きませんが、そもそも賞味期限が長いので、わざわざ冷凍する必要もないでしょう。こんにゃく麺、しらたきなどを常備しておけば麺類の代わりにもなります。小麦粉を使った麺のように血糖値の急上昇を心配せずに、パスタ風、ラーメン風のメニューが楽しめます。

④-4 「食物繊維+色」でフィトケミカルも摂れる

食物が私たちに与えてくれる健康効果は、その「色」に存在しています。緑、オレンジ、黄色、紫などの色はβカロテンやリコピンといった「フィトケミカル」の色素によるもので、この色素が体内で発生している酸化を抑えてくれます。

一呼吸ごとに入ってくる酸素によって体内では酸化が生じます。酸化=老化なので、息をするたびに老いへと近づくのですが、そこをゆるやかにしてくれるのが、食材の「色＝フィトケミカル」なのです。

色とりどりの野菜、黒い海藻の色素などは、フィトケミカルが存在している証しです。保存のために冷凍したり、調理で加熱しても色は失われません。つまり、フィトケミカルの効能は生きているということです。

④-5　生の野菜で「酵素」をプラスする

フィトケミカルは加熱の影響を受けませんが、酵素は加熱で消失してしまうので、メニューには「生の野菜」も加えるようにしましょう。

では、加熱した野菜は酵素がなくて無意味なのかというと、先に挙げたフィトケミカルのパワーが生きていることに加えて「カサが稼げる」という利点があります。

運動不足や代謝の低下などで、年齢とともに便秘気味になる方がジワジワと増えていくので、野菜の食物繊維で便をカサ増しして便通を促進しましょう。

手間なく食べられる生野菜としては、貝割れ大根、ブロッコリースプラウトのような発芽野菜もおすすめです。これらは抗酸化作用に優れ、味のアクセントにもなり、無農薬栽培である点も安心です。

手軽なサイズ感のプチトマトは生で食べられて重宝しますが、農薬やワックス（実が弾けて割れるのを防ぐ）が気になるので、私はそれらを落とすスプレー（商品名「ベジセーフ」）を愛用しています。プチトマトに吹きかけると黄色い液が滴り落ち、それを水で洗い流したあと再びスプレーしても今度は透明の液体しか落ちてこないので、薬品を除去できたと実感できます。

調理では、レンジ加熱よりゆでこぼすほうが農薬を落とすことができます。

④-6 あえて「穀類」から摂る方法もある

食物繊維は「野菜、海藻、きのこ、こんにゃく」以外に、「穀物」から摂取する方法もあります。糖質制限中であっても「肥満がない」「ジムやランニングなど運動が日課」「仕事や家事で汗を流す」「やせがある」などに該当する方は、穀物を食べることでエネルギーを賄うことも検討しましょう。

消化能力に自信があれば玄米を選んでもいいですし、ちょっと不安なら玄米から糠《ぬか》層を取り除いた胚芽米が安心です。

もち麦、黒豆、粟《あわ》、ひえ、キヌア、アマランサス、そばの実などを、玄米や胚芽米と一緒に炊いてもいいでしょう。それぞれ単体で炊くこともできますし、汁物の具、サラダのトッピングにしても楽しめます。

④-7 果物も「液体」ではなく「固体」で摂る

徹底した糖質制限では果物も避けるべき方もいますが、60歳からの糖質制限では果物は「ご褒美スイーツ」の位置づけでおいしく付き合うこともできます。食物繊維も摂れるので、お好きな方は無理に我慢する必要はありません。

果物は野菜と同様に「旬」を選ぶこと。そして、生で食べて酵素もしっかり取り入れましょう。また、時間栄養学（140ページ）のところで触れたように、食べるならぜひ朝に。朝に食べれば果物の糖質を消費できます。

もうひとつ、果物を液体にせず固体で摂ることも、血糖値の上昇を抑制する意味で気をつけたいところです。果物から食物繊維を摂るのなら「季節のものを形そのまま朝（あるいは日中）に食べる」こと。これを意識してください。

さて、「ドライフルーツも果物ですか？」と質問を受けることがあります。産地や製造法が信頼できるものを、たまにスイーツとして食べるのならいいと思います。添加物が多く酸化油がたっぷり使われたスナックや菓子を食べるほうがよほど問題なのです。

食事を整えて人生を楽しむ

「これからの人生を健康に過ごしたい」。誰しもが願うことでしょう。

では、「健康」とはどのような状態でしょうか？　60代を生きていく皆さんが、これからつくる「健康」のあり方を考えてみましょう。

60歳からは「食」が人生の分かれ道

同じものを食べたからといって、同じような結果になるわけではありません。例えば胃酸や胆汁酸の分泌能力、酵素の能力、腸内環境などが個々人で異なるからです。

こうした能力は持って生まれた遺伝的な要素が大きいのですが、若いうちはあまり差が出ません。生来のポテンシャルを活かす、活かさないの前に、「若さ」で押し通せるからです。

しかし60歳を過ぎると、健康に意識を払う人と不摂生をする人の差がだんだんあらわれてきます。もともとのポテンシャルが作用しはじめるため、「食事を変えないといけない方」と「意外と元気だけど、食事を変えたらもっとパワフルになる方」に分かれていくのです。

そこで一念発起、「食事に気をつけよう」となっても、そのための栄養科学の知識が絶対的に不足しているのが現在の60歳なのです。

日本では食育がさかんですが、科学的な栄養学の話より、日本食などの文化的な話に偏りがちな傾向にあると感じています。その一方で、SNSなどで情報にさらされるシーンは爆発的に増えています。栄養科学の知識がないまま情報過多な時代を生きるのは危険すぎます。

「食」との向き合い方が健康づくりの基本であることは当然ですが、間違った知識では成果は期待できません。健康はサイエンスがないと成り立たないのです。

病気がないから健康、病気があるから不健康ではありません。自主的に自分の体に意識を向け、自分の体を自分で管理する。それが「健康な状態」です。

病気があっても健康は保てるのです。

今の自分を自分自身でセルフケアし、自分なりの健康度を高めていく。充実感と自分で立っているという安心感。ここには幸福も伴います。

食を意識することは、自分の命の舵取りをすること

食事の準備が大変ならサバ缶、サバパウチや納豆のパックで十分ですが、それすら「面倒」と感じる方もいるかもしれません。

しかし、面倒なことから逃げていると、もっと面倒なことになります。人生100年時代、残りの40年が「面倒のツケ」を払い続ける人生になってしまうのです。

まだまだ気力、体力もあるはずです。60歳という年齢的なアドバンテージがあれば、最初は億劫でも必要とあれば続けられるし、続けるうちに新たな習慣として身につきます。

正しい栄養知識を元に食をコントロールする。本書の文脈でいえば糖質をコントロールすることは、自分の人生をコントロールすることといっていいでしょう。

自分で自分の命の舵取りをしましょう。

《コラム》

健康に向かって「歩く」

年齢経験不問で健康維持にプラスになる運動といえば「ウォーキング」です。

運動の刺激で骨密度が増して丈夫な骨になり、筋力がついて足をしっかり引き上げられるようになると転倒を予防できます。丈夫な骨と筋肉のタッグで、骨折リスクを減らせるのです。

また、歩くことは腸のマッサージ、脳への刺激にもなり、健康長寿の条件のひとつといってもいいでしょう。

厚生労働省は「健康日本21（第二次）」で令和四年の1日の目標歩数を次のように掲げているので、モチベーション維持に役立てましょう。

・20～64歳：男性9000歩、女性8500歩
・65歳以上：男性7000歩、女性6000歩

血糖値を上げないための運動のタイミング

運動を血糖コントロールに利用するならタイミングが重要です。

血糖が上がる前に糖を消費する必要があるので、「血糖が上がる食事をしたときは、箸を置いたら靴を履く」と覚えておいてください。

食後すぐにウォーキングをしたときに腹痛を感じるようなら、腹八分目を超えて食べすぎているサインなので、1回の食事の量を見直しましょう。

おわりに

２００９年に糖質制限食のレシピ本を初めて上梓し、16年が経ちました。

当時はまだ糖質制限理論の黎明期でしたが、今では糖質制限食は、血糖値コントロールのために医療機関で用いられる治療食としてだけでなく、減量や健康維持を目的として、多くの方が当たり前のように取り組まれるダイエット食になりました。

そして２０２５年――糖質制限食を実践されてこられた方は、10年以上の時が経ちました。また、糖質制限食に興味がなかったけれども、血糖コントロールが必要になった方もいるかもしれません。

この16年、糖質制限食の広がりとともに、その是非が議論されていくなかで、脂質栄養学の新しい知見をはじめ、腸内環境と肥満ややせの関係、どのタイミングで糖質を摂取すると血糖値が上がりにくいかなどの栄養素と摂取時間の関係を研究する時間栄養学など、栄養科学の新しい研究結果も次々とわかってきました。

糖質制限の実践も、それらに合わせてアップデートが必要です。そして、年齢、性別、目的など、それぞれ、その時々のライフステージに合った微調整も必要です。

最終的には、例えばごはん1膳に含まれる糖質くらいはエネルギーとして燃焼できる身体づくりを目指したいものです。そのためには、タンパク質、ビタミン、ミネラル、食物繊維などの糖代謝に必要な栄養摂取を心がけることが、糖質制限以上に重要です。

血糖値を上げる唯一の栄養素は糖質だけです。血糖コントロールは糖質制限でしか、かないません。しかし、健康維持に欠かせない血糖コントロールと同じくらい、毎食、何をどう食べるかの重要性を、最新情報も盛り込みながら、本書でお伝えしました。

今回、執筆に関して多大なるご教示をいただきましたライターの名冨さおりさん、糖質制限理論の黎明期の頃より、企画や想いを論理的で形あるものへと導いてくださいました青春出版社の深沢美恵子さん、そして疾病と血糖コントロールに関してのご教授、監修をいただきました水道橋メディカルクリニック院長、砂山聡先生に、心より感謝と御礼を申し上げます。

最後に、皆さまのこれからの健康維持に、本書が少しでもお役に立ちましたら、著者としてこんなに嬉しいことはありません。

青春新書
INTELLIGENCE

こころ涌き立つ「知」の冒険

いまを生きる

"青春新書"は昭和三一年に——若い日に常にあなたの心の友として、その糧となり実になる多様な知恵が、生きる指標として勇気と力になり、すぐに役立つ——をモットーに創刊された。

そして昭和三八年、新しい時代の気運の中で、新書"プレイブックス"にその役目のバトンを渡した。「人生を自由自在に活動《プレイ》する」のキャッチコピーのもと——すべてのうっ積を吹きとばし、自由闊達な活動力を培養し、勇気と自信を生み出す最も楽しいシリーズ——となった。

いまや、私たちはバブル経済崩壊後の混沌とした価値観のただ中にいる。その価値観は常に未曾有の変貌を見せ、社会は少子高齢化し、地球規模の環境問題等は解決の兆しを見せない。私たちはあらゆる不安と懐疑に対峙している。

本シリーズ"青春新書インテリジェンス"はまさに、この時代の欲求によってプレイブックスから分化・刊行された。それは即ち、「心の中に自らの青春の輝きを失わない旺盛な知力、活力への欲求」に他ならない。応えるべきキャッチコピーは「こころ涌き立つ"知"の冒険」である。

予測のつかない時代にあって、一人ひとりの足元を照らし出すシリーズでありたいと願う。青春出版社は本年創業五〇周年を迎えた。これはひとえに長年に亘る多くの読者の熱いご支持の賜物である。社員一同深く感謝し、より一層世の中に希望と勇気の明るい光を放つ書籍を出版すべく、鋭意志すものである。

平成一七年　　　　刊行者　小澤源太郎

著者・監修者紹介

大柳珠美〈おおやなぎ　たまみ〉

管理栄養士。2006年より糖質制限理論を学び、都内のクリニックで糖尿病、肥満などの生活習慣病を対象に、糖質の過剰摂取を見直し栄養不足を解消する食事指導を行う。講演、雑誌、インスタグラムなどで、真の栄養学による糖質制限食の情報を発信している。著書に『腸からきれいにヤセる！　グルテンフリー・レシピ』（小社刊）などがある。

砂山　聡〈すなやま　さとし〉

医学博士。水道橋メディカルクリニック院長。
1986年順天堂大学医学部卒業後、同大学循環器内科助手、講師などを経て、2005年水道橋メディカルクリニックを開設。日本循環器学会認定専門医、日本内科学会認定内科専門医。運動・食事療法による生活習慣病の治療に力を入れている。

老《ふ》けない、ボケない、病気《びょうき》にならない
糖質《とうしつ》を"毒《どく》"にしない食《た》べ方《かた》

青春新書
INTELLIGENCE

2025年４月15日　第１刷
2025年５月30日　第２刷

著　者　大《おお》柳《やなぎ》珠《たま》美《み》

監修者　砂《すな》山《やま》聡《さとし》

発行者　小澤源太郎

責任編集　株式会社プライム涌光

電話　編集部　03（3203）2850

発行所　東京都新宿区若松町12番１号　〒162-0056　株式会社青春出版社

電話　営業部　03（3207）1916　振替番号　00190-7-98602

印刷・中央精版印刷　製本・ナショナル製本

ISBN978-4-413-04719-7